INHALTSVERZEICHNIS

VORWORT

Die Behandlung mit SCHÜSSLER-Mitteln scheint bei uns – im Heimatland von Schüßler – zu Unrecht etwas in Vergessenheit zu geraten. In anderen Ländern ist dem nicht so. In Indien beispielsweise ist die SCHÜSSLER'SCHE BIOCHEMIE neben der Homöopathie und Ayurveda-Medizin längst fester Bestandteil der medizinischen Versorgung dieses Landes mit der zweithöchsten Bevölkerungszahl der Erde.

Daher stammt auch eines der besten Bücher über die Therapie mit Schüßler-Mitteln aus Indien. Es handelt sich hierbei um das Werk „Simplest Remedies of All Diseases" von B. S. DARBARI.

Die darin angegebenen Rezepturen sind hervorragend. Aber auch dieses Buch teilt die Nachteile mancher indischer Publikationen: es ist über weite Passagen mit dort üblichen (wohl berechtigt gespendetem) Eigenlob und Empfehlungsschreiben belastet. Zusätzlich erscheinen einige Kapitel ungeordnet und mit fehlerhaften Angaben.

„SALZE DES LEBENS" versucht eine Synthese und stellt in gewisser Hinsicht einen Kompromiß dar: Die von Darbari gefundenen Rezepturen wurden übernommen, jedoch ohne Referenzen und Übertreibungen. Gleichfalls fortgelassen wurden Rezepte aus der Ayurvedamedizin, da die darin enthaltenen Substanzen bei uns kaum erhältlich sind. Beibehalten wurden die von Dabari empfohlenen homöopathischen Arzneimittel, deren Anwendung sich in bestimmten Fällen den Schüßlersalzen als überlegen erwiesen. Gleichzeitig wurden die einzelnen Krankheitsbilder kommentiert, wobei sowohl Allgemeinverständlichkeit, als auch wissenschaftlicher Anspruch Zielvorgaben waren.

Das vorliegende Buch wendet sich besonders an den sogenannten medizinischen Laien, dem es eine Hilfe zur Eigen- und Fremdbehandlung an die Hand gibt. Für den Arzt oder Heilpraktiker soll es eine Einführung in diese ungefährliche und ungewöhnlich wirkungsvolle Therapie sein.

Der Verfasser

Kurzbiographien über Dr. Schüßler und B. S. Darbari

Dr. WILHELM HEINRICH SCHÜSSLER wurde 1821 im Oldenburgischen geboren. Da das Gehalt des Vaters den Besuch einer höheren Schule nicht ermöglichte, bildete sich der Jugendliche zunächst einmal als Autodidakt weiter. Sein Interesse galt dabei zuvorderst den Sprachen.

So erlernte er Griechisch, Latein, Französisch, Englisch, Italienisch, Spanisch und Sanskrit. Doch bald packte ihn die Begeisterung für die Homöopathie und er strebte aufopfernd danach, homöopathischer Laienbehandler zu werden.

Sein Bruder ermöglichte ihm nun eine abgeschlossene Schulbildung und ein Hochschulstudium mit der Auflage, daß Wilhelm Heinrich homöopathischer Arzt würde. Nach erfolgreich beendeter Ausbildung eröffnete Schüßler seine eigene Praxis in Oldenburg.

Doch die Fülle der homöopathischen Arzneimittel, mit ihren Hunderten von Symptomen, stets wachsend durch die in jenen Jahren noch häufigen Arzneimittelprüfungen, verwirrten den zur Vereinfachung tendierenden Schüßler. Zur gleichen Zeit publizierte Virchow seine Zellularpathologie, nach der bekanntlich jede Krankheit als Störung der Einzelzelle zu verstehen wäre. Diese Pathologie Virchows wurde durch den italienischen Physiologen Moleschott insofern vereinfacht, als dieser postulierte, daß jede Krankheit durch den Verlust der Zelle an anorganischen Mineralsalzen begründet sei.

Auf diesen beiden Theorien baute Schüßler sein biochemisches Heilsystem auf. Aus der Asche verbrannter Leichen isolierte er 11 Mineralsalze. Diese Mineralsalze (später kam ein zwölftes hinzu), führte er in potenzierter Form dem kranken Organismus zu und erzielte damit erstaunliche Heilerfolge.

Im Jahre 1898 verstarb Wilhelm Heinrich Schüßler. Seine theoretischen Begründungen galten, da sie aus der Anschauung seiner Zeit geboren waren, im Laufe der Zeit als widerlegt. Die Homöopathie jedoch, die er mit seinem System ablösen wollte, existierte weiterhin.

Trotzdem fand die Schüßler'sche Biochemie wegen ihrer Einfachheit und ihrer geringen Kosten weite Verbreitung, besonders unter medizinischen Laien und vor allem in Indien. Neue bioelektronische Forschungen von Prof. VINCENT (Paris) scheinen zwischenzeitlich auch die wissenschaftliche Theorie Schüßlers zumindest teilweise zu bestätigen.

B. S. DARBARI war kein Arzt, sondern Rechtsanwalt am Obersten Gerichtshof von Allahabad in Indien. Trotzdem führte ihn sein soziales Interesse dazu, innerhalb von 55 Jahren, bis zu seinem Tode, mehr als 200.000 Menschen zu behandeln. Buchstäblich keinen Pfennig Geld hat er hierfür verlangt, ganz im Gegenteil – er wendete sogar einen nicht unbeträchtlichen Teil seines Vermögens zur Verbreitung seiner Schriften und zur unentgeltlichen Verteilung der Medikamente für Bedürftige auf. Die Entdeckung seiner Formeln geht bis in das Jahr 1912 zurück.

B. S. Darbari wuchs in einer sehr religiösen Familie auf, in der besonders auf die Erziehung zu öffentlicher Wohltätigkeit Wert gelegt wurde. So war es, von Kindheit an, sein Wunsch, seinen persönlichen Anteil zur Linderung der allgemeinen Not in Indien beizutragen.

1912-1914 studierte B. S. Darbari am Central Hindu College in Benares. Dort lernte er durch einen Studienkollegen die Homöopathie kennen, deren Kenntnisse er sich in kurzer Zeit aneignete. Zwischen 1917 und 1918 behandelte er die Studenten seines Wohnheimes – selbst in schwersten Fällen. Endlich, so schien es ihm, hatte er ein medizinisches System gefunden, das in der Lage sei, das Problem der Krankheit unter den Armen der Welt zu lösen.

Doch im Verlaufe der längeren Beschäftigung kamen ihm allerdings auch die Schwierigkeiten homöopathischer Praxis zum Bewußtsein: Trotz gesenkter Arzneikosten schien ihm die Homöopathie nur begrenzt geeignet, eine echte Volksmedizin zu werden, da diese Heilform eine große Anzahl speziell ausgebildeter Heiler erfordert, die jeden einzelnen Fall individuell behandeln müßten.

1917 lernte B. S. Darbari einen Studienkollegen kennen, der das Heilsystem der Biochemie als Hobby betrieb. Nach einem Medikament „zum Ausprobieren" befragt, nannte dieser Ferrum phosphoricum gegen Fieber. Sooft Darbari dieses Mittel auch einsetzte, versagte es. Nach weiterem Studium des Systems fand er jedoch heraus, daß im Falle des Versagens von Ferrum phosphoricum, Kalium muriaticum gegeben werden sollte. Er mischte daher Ferrum phosphoricum mit Kalium muriaticum in der Annahme, daß hierbei die richtige Medizin schon wirken würde, während die andere reaktionslos im Körper verbliebe. Sodann fügte er noch Natrium sulfuricum hinzu und hatte in 90% der Fälle Erfolg.

Für andere Krankheiten wurden, im Verlauf von 55 Jahren, Formeln entwickelt, die bei den (in Indien) am häufigsten vorkommenden Erkrankungen ähnlich hohe Erfolgsquoten aufwiesen.

Dieses System ist daher besonders für den medizinischen Laien geeignet. Es gibt ihm ein Mittel in die Hand, zu heilen, wo „Hausmittel" nicht mehr ausreichen, jedoch der Arzt noch nicht einzugreifen braucht. Seinen größten Segen zeigt es aber unbestritten in den Entwicklungsländern, denn zu seiner Ausübung bedarf es keiner ausgebildeten Ärzte. Die Medizin selbst ist unschädlich und dabei hochwirksam, dies bei Kosten, die nur einen winzigen Bruchteil einer „schulmedizinischen Behandlung" ausmachen.

S. B. Darbari verstarb 1975. Sein biochemisches System scheint ein Lösungsansatz zur Weltgesundheitsfrage zu sein.

Zur Theorie des Biochemischen Heilsystems

Der menschliche Körper besteht aus zwei Hauptbestandteilen:

Organische Bestandteile
Eiweiße, Fette, Zucker usw.

Anorganische Bestandteile
im wesentlichen in Wasser gelöste Mineralsalze

Beim Verbrennen menschlicher Leichen (diese Experimente wurden von Schüßler durchgeführt), verbrennen zugleich alle organischen Bestandteile des Körpers. Zurück bleiben immer die gleichen zwölf Mineralsalze:

Calcium fluoratum (CF)	**Kalium sulfuricum (KS)**
Calcium phosphoricum (CP)	**Magnesium phosphoricum (MP)**
Calcium sulfuricum (CS)	**Natrium muriaticum (NM)**
Ferrum phosphoricum (FP)	**Natrium phosphoricum (NP)**
Kalium muriaticum (KM)	**Natrium sulfuricum (NS)**
Kalium phosphoricum (KP)	**Silicea (S)**

Diese 12 Mineralsalze sind nach der biochemischen Theorie ausschlaggebend für die natürlichen Funktionen der Körperzelle.

GESUNDHEIT ist das quantitative Gleichgewicht der einzelnen Mineralsalze – KRANKHEIT entsteht durch das Ungleichgewicht der Mineralsalze.

Krankheit ist demnach bedingt durch einen Verlust eines oder mehrerer Mineralsalze oder durch eine Verschiebung des Konzentrationsgleichgewichts, das heißt, die Konzentration eines oder mehrerer Salze ist zugunsten anderer erniedrigt.

THERAPIE im biochemischen Heilsystem bedeutet also, das Defizit an Mineralsalzen auszugleichen. Dies geschieht allerdings nicht durch die Einnahme des Salzes in roher Form, sondern die Salze werden dem Körper in potenzierter Form zugeführt.

Da jedes Organ des Körpers aus Zellen besteht und es in jeder Zelle Mineralsalze gibt, kann man auch jedes Organ des Körpers mit potenzierten Mineralsalzen behandeln.

Auf welche Weise der Ausgleich der Mineralsalze stattfindet, ist nicht bekannt. Möglicherweise tragen die bioelektronischen Forschungen von Prof. Vincent zur Lösung dieser Problemstellung bei.

Wenn im biochemischen Heilsystem die Gesundung des Organismus durch eine Wiederherstellung des Gleichgewichts der Mineralsalze bewirkt wird, so folgt daraus, daß nur bei umkehrbaren Erkrankungen Heilungen zu erwarten sind. Obwohl gelegentlich Heilungen beschrieben wurden, kann man bsplw. Krebs, Zirrhosen, Schrumpfnieren, Multiple Sklerose, arthritische Gelenke usw. mit biochemischen Mitteln nicht heilen, wohl aber lindern. Bei umkehrbaren Erkrankungen dagegen liegt die Heilungsquote bei 90%, in manchen Fällen wird sogar in annähernd 100% der Behandlungen eine Heilung erzielt.

Schüßler bevorzugte, wie in der Klassischen Homöopathie üblich, die Gabe nur eines Salzes. Diese Methode bewährte sich in der Regel nicht, denn erstens handelt es sich bei den Erkrankungen oft um ein Defizit nicht nur eines, sondern mehrerer Salze, zweitens hat jede Erkrankung verschiedene Stadien. Jedes Stadium erfordert sein spezielles Salz, das nach genauer Beobachtung und zum genau richtigen Zeitpunkt verabreicht werden soll. Für einen Laien wird dadurch das System kompliziert.

In diesem Buch werden MISCHUNGEN potenzierter Salze verwendet. Diese Mischungen wurden von S. B. DARBARI in jahrzehntelanger Arbeit entwickelt. Sie haben sich in Indien unter ungünstigsten hygienischen Verhältnissen bei schwersten Erkrankungen (einschließlich Pest, Pocken, Cholera) millionenfach bewährt. Der Herausgeber hat diese Mischungen bei sich und bei seinen Patienten (selbst bei schweren tropischen Erkrankungen) angewandt und erzielte die gleichen, teilweise verblüffenden Resultate, die Darbari angibt.

Darbari benutzte Mischungen biochemischer Salze. Bei ihrer Anwendung sind die vorher genannten Hinweise genau zu beachten. In den Fällen, bei denen ein homöopathisches Mittel sich den biochemischen als überlegen erweist, ist das homöopathische Mittel angegeben:

Folgende homöopathische Mittel werden verwendet:

Acidum phosphoricum D6
Aconitum D6
Alumina D6
Apis D6
Arnica D30
Arsenicum album D6
Baptisia D6
Belladonna D6
Bryonia D6
Barium carbonicum D200
Chamomilla D6
Colocynthis D6
Graphites D200
Hepar sulfuris D6
Ipecacuanha D6
Ignatia D60
Mercurius corrosivus D6
Nux vomica D6
Phosphorus D6
Podophyllum D6
Pulsatilla D6
Rhus toxicodendron D6
Sabina D6
Urtica urens D30

Darbari schrieb sein Buch für Indien und andere Länder der Dritten Welt. Deswegen erscheinen im Therapieteil Krankheiten, die es in Europa nicht oder höchst selten gibt und bei denen es unbedingt angeraten, manchmal sogar gesetzlich vorgeschrieben ist, sie durch einen Arzt behandeln zu lassen. Der Autor hat auch diese Krankheiten in sein Buch aufgenommen:

– als Verbeugung vor der Größe von Herrn Darbari, dessen System in der Lage zu sein scheint, das medizinische Problem der seuchengeplagten Dritten Welt zu lösen;
– weil der Leser, im Zeitalter des Ferntourismus in abgelegenste Gebiete dieser Welt, selbst einmal mit diesen

Krankheiten konfrontiert werden kann und dann biochemische Mittel zu Hilfe nehmen könnte, wenn keine andere medizinische Hilfe zur Verfügung steht.

Die Herstellung potenzierter Arzneimittel

Gibt man zu einem Teil Kochsalz (Natrium muriaticum) neun Teile Milchzucker und verreibt alles mit einem Pistill über lange Zeit in einem Mörser, so erhält man die 1. Dezimalpotenz von Natrium muriaticum. Man schreibt dafür Natrium muriaticum „D1" oder, da es sich um eine Verreibung (im Gegensatz zu einer Verschüttelung) handelt, Natrium muriaticum „1×".

Verreibt man einen Teil Natrium muriaticum „1×" wiederum mit 9 Teilen Milchzucker, so erhält man Natrium muriaticum „2×" – und so weiter.

Auf gleiche Weise erhalten wir NM 3×, 6×, 12×, 30× und 200×. Das sind die Potenzen, die im allgemeinen in der Biochemie verwendet werden. Um einen Eindruck von dem Arbeitsaufwand zu geben, der zur Herstellung biochemischer Arzneien notwendig ist, sei erwähnt, daß es bis zur Herstellung der 6. Potenz 12 volle Arbeitstage braucht.

Darreichungsform

Es werden im allgemeinen Pulver (Triturationen) oder Tabletten, Kügelchen (Globuli) verwandt. Die Verabreichung von Tabletten ist die bequemste, die von Pulver die wirtschaftlichste. Es sei hier erwähnt, daß z. B. kein Unterschied zwischen homöopathischem Natrium muriaticum und biochemischem besteht. Natrium muriaticum D200 und Natrium muriaticum 200× haben gleiche Wirkung und können gegeneinander ausgetauscht werden.

Dosis

Man löse jeweils eine Tablette der entsprechenden Salze in einem Glas lauwarmen Wassers auf und nehme davon in chronischen Fällen etwa alle 2–3 Stunden einen Teelöffel voll ein.

Die gebräuchlichsten Mittel:

Calcium fluoratum (CF) 3×
Calcium phosphoricum (CP) 3× und 12×
Calcium sulfuricum (CS) 3×
Ferrum phosphoricum (FP) 12×
Kalium muriaticum (KM) 3×
Kalium phosphoricum (KP 3×
Kalium sulfuricum (KS) 3×
Magnesium phosphoricum (MP) 3×
Natrium muriaticum (NM) 3×
Natrium phosphoricum (NP) 3×
Natrium sulfuricum (NS) 3×
Silicea (S) 12×

dazu die homöopathischen Mittel

Acidum phosphoricum D6, Aconitum D6, Alumina D6, Apis D6, Arnica D30, Arsenicum album D6, Baptisia D6, Belladonna D6, Bryonia D6, Barium carbonicum D200, Chamomilla D6, Colocynthis D6, Graphites D200, Hepar sulfuris D6, Ipecacuanha D6, Ignatia D60, Mercurius corrosivus D6, Nux vomica D6, Phosphorus D6, Podophyllum D6, Pulsatilla D6, Rhus toxicodendron D6, Sabina D6, Urtica urens D30.

Materia medica der Schüßlermittel

Calcium fluoratum
CaF_2 (Flußspat)

Allgemeines:
Abmagerung trotz guten Appetits, Kälteempfindlichkeit

Geist und Gemüt:
Herabminderung der Konzentrationsfähigkeit und der Arbeitslust, Mangel an Initiative, Gereiztheit, innere Unruhe, ängstlich depressive Verstimmung, Furcht, das Tagespensum nicht zu bewältigen.
Die geistige Konzentration wird durch Essen gebessert.

Schlaf:
Erwachen zwischen 3.00 und 5.00 Uhr. Einschlafstörungen nach dem Erwachen infolge Gedankenzudrangs. Nach dem Mittagsschlaf Gereiztheit und schlechte Stimmung.

Sinnesorgane:
Positive Nachbilder beim Lesen, Steigerung der Oberflächensensibilität der Haut mit Schmerzhaftigkeit der Teile, auf denen man liegt.

Kopf:
Kopfschmerzen mit Benommenheit in sämtlichen Teilen des Kopfes, Besserung durch frische Luft, kalt waschen und Eintauchen des Kopfes in Kaltwasser sowie durch Druck. Verschlimmerung durch Bücken, durch Hitze, durch Sonneneinstrahlung, durch schwüles Wetter, durch Treppensteigen, durch Abwärtsfahren im Fahrstuhl und nach Alkoholgenuß.

Hals:
Kitzel im Hals mit krampfhaftem Husten, der sich nach Aushusten von Schleim bessert, Krämpfe im Kehlkopfbereich, schmerzhafte Anschwellung der Mandeln mit eitrigem Belag, Beengungsgefühl in der Halsgegend mit Klopfen, Anschwellen eines vorher schon vorhandenen Kropfes.

Herz und Kreislauf:
Beklemmungsgefühl in der Herzgegend mit Herzangst, Gefühl der Schwere in den Beinen, verbunden mit dem Bedürfnis, die Beine hoch zu lagern, wodurch sich die Beschwerden bessern, Schmerzen in den Venen der Beine, besser bei Berührung, Hitzegefühl in den Beinen, die Füße müssen nachts aus dem Bett gestreckt werden, um Abkühlung zu finden, teigige Schwellung der Füße an warmen Tagen, reichliche Ausbildung von Venenerweiterungen (Venektasien) von blauroter Farbe an den Oberschenkeln.

Verdauungsorgane:
Steigerung des Appetits und des Hungergefühls, dabei jedoch Ausbleiben des Sättigungsgefühls, Abmagerung trotz guten Appetits, Bauchschmerzen ca. 2 Stunden nach dem Essen, die sich durch Essen bessern, Durchfall nach Genuß fetter Nahrung, Brennen und Jucken im Analbereich, stechende Schmerzen, wie von einem Splitter, Nässen und Feuchtigkeit am Anus mit Ausbildung von Ausschlägen in der Gesäßfalte, Gefühl, als ob der Darm zerreißen würde bei Abgang von hartem Stuhl.

Geschlechtsorgane, männlich:
Libido erloschen.

Geschlechtsorgane, weiblich:
Menstruation verstärkt, milchiger Ausfluß, gelegentllich starker Ausfluß von gelb-milchiger Beschaffenheit.

Bewegungsorgane:
Schmerzen in Muskeln und Gelenken, die sich durch Kälte, Zugluft, Wetterwechsel verschlechtern und durch Wärme, besonders Bettwärme, bessern.

Haut:
Entzündungen der Haut (alle Erscheinungsformen kommen vor), es überwiegen jedoch nässende Ausschläge. Die Hautausschläge sind um die Körperöffnungen gruppiert. Lästiges Jucken der Haut mit Verschlimmerung in der Bettwärme. Alte Narben fangen zu jucken an. Profuser Schweißausbruch bei geringer körperlicher Anstrengung. Der Schweiß hat einen üblen Geruch.

Wärmeregulation:
Empfindlichkeit gegen Kälte und Frost mit Frieren und Zittern.

Calcium phosphoricum = (2.)
$CaHPO_4+2H_2O$ (Calciumphosphat)

Geist und Gemüt:
Ängstlichkeit und Furchtsamkeit, schreckhaft, Abneigung gegen jede Arbeit, Vergeßlichkeit, Nachlassen der gedanklichen Schärfe.

Kopf:
Kopfschmerz bei körperlicher Anstrengung durch Bücken und bei Bewegung, vor allem jedoch Kopfschmerz nach jeder geistigen Betätigung, Schwäche der Halswirbelsäule.

Atmungsorgane:
Fließender Katarrh im kühlen Raum, Stockschnupfen in warmer Luft, Nasenbluten, Seufzeratmung.

Herz:
Scharfer Schmerz in der Herzgegend, der sich beim tiefen Durchatmen verstärkt.

Verdauungsorgane:
Appetit fehlt, Verlangen nach Salzigem, Geräuchertem, Schinken und Speck, Abneigung gegen Milch, Unverträglichkeit von Muttermilch bei Kindern; grüne, heiße, unverdaute

Durchfälle, Blähung, Schleimabgang mit dem Stuhl, Durchfall nach kalten Getränken, nach Eis und beim Zahnen.

Geschlechtsorgane:
Libido entweder vermehrt oder herabgesetzt, Menstruation zu früh, Ausfluß wie Eiweiß.

Stamm und Glieder:
Rheumatismus im Bereich der Halswirbelsäule und Steifigkeit im Nacken, bereits durch leichten Luftzug, Schmerzen im ganzen Körper durch Naßwerden.

Haut:
Blaß-graue Hautfarbe.

Wärmeregulierung:
Leichtes Frieren, Hände und Füße kalt, Schwitzen nachts, Schwitzen an einzelnen Körperteilen.

Calcium sulfuricum
$Ca\,SO_4 \,.\, 2\,H_2O$ Gips, Gipsspat, Alabaster

Hals- und Atmungsorgane:
Die Ausscheidungen der Schleimhäute sind dick, klumpig, gelb, schleimig oder eitrig. Lungenerkrankungen mit reichlichem, schleimigem und eitrigem Auswurf.

Haut:
Zellgewebsentzündungen, eitrige Ausschläge, Milchschorf, krustige Ekzeme, Lupus vulgaris.

Ferrum phosphoricum
$Fe\,PO_4 \,.\, 4\,H_2O$ Eisenphosphat

Allgemeines:
Auffallende Erschöpfung und Abmagerung.

Geist und Gemüt:
Nervös, überempfindlich, unruhig, ängstlich.

Kopf:
Neigung zu Kongestionen. Gesicht verfärbt sich hellrot oder wird rot gefleckt bei Erregung.

Herz und Kreislauf:
Puls weich, wenig gespannt.

Atmungsorgane:
Starker Fließschnupfen mit vielem Niesen, lästiger, fortdauernder Reizhusten.

Glieder:
Rheumatische Schmerzen, die sich nachts durch Kühle und durch Bewegung verschlimmern.

Harnorgane:
Unwillkürlicher Harnabgang bei geschwächten Menschen.

Wärmeregulation:
Langdauernde subfebrile oder febrile Temperaturen.

Kalium muriaticum = (4.)
KCl, Kaliumchlorid

Allgemeines:
Wirkt resorbierend auf alle Ausschwitzungen (Exsudate) mit serös-fibrinöser Flüssigkeit, auf Entzündungen, nachdem die Infiltration erfolgt ist.

Kopf:
Weißliche Absonderung von den Augen, Entzündungen der Hornhaut mit wenig Röte und Schmerzen, Entzündungen der Regenbogen- und Aderhaut mit Trübung des Glaskörpers, Entzündungen der Bindehäute mit weißem, schaumigem Sekret, Mittelohrentzündung mit Verstopfung der Tube.

Hals:
Entzündung mit Aphthen, Sor und Krupp, Rachenkatarrh mit weiß-grauen Pfröpfen auf den Mandeln bei chronischer Mandelentzündung.

Atmungsorgane:
Entzündung der Bronchien mit dickem, weißem, schleimigem Auswurf, Lungenentzündung, Entzündung des Rippenfells, chronische und subakute Entzündung der Brustdrüse, Anschwellung der Achsellymphknoten.

Geschlechtsorgane:
Ausfluß von nicht reizendem Schleim.

Gliedmaßen:
Rheumatische Schmerzen in Muskeln und Gelenken mit Schwellung und Entzündung, Ganglion am Handgelenk, Schleimbeutelentzündung im Kniebereich (Bursitis praepatellaris).

Kalium phosphoricum
KH_2PO_4 Kaliumphosphat

Allgemeines:
Verschlimmerung morgens, durch geistige Anstrengung, seelische Erregung und nach Geschlechtsverkehr.

Geist und Gemüt:
Depression, ängstliches Wesen, schlechtes Gedächtnis, geistige Überanstrengung und Erschöpfung.

Verdauungsorgane:
Nervöse Durchfälle, Dickdarmentzündungen.

Geschlechtorgane:
Verschlimmerung der Beschwerden durch Geschlechtsverkehr.

Rücken und Gliedmaßen:
Rückenschwäche und Schmerzen, Muskelmüdigkeit am ganzen Körper.

Haut:
Umschriebener Haarausfall (Alopecia areata), Mangel an Widerstandskraft gegen Kälte.

Kalium sulfuricum - (6.)
K_2SO_4 Kaliumsulfat

Allgemeines:
Mittel für den 3. Grad der Entzündungen der Schleimhäute mit gelb-schleimigen Absonderungen.

Kopf:
Entzündungen der Bindehaut mit mildem, profusem Katarrh. Entzündungen der Lidränder, Mittelohrentzündung mit stinkender Absonderung, Neuralgien im Gesicht, im Kopf und in den Zähnen.

Atmungsorgane:
Husten mit auffallendem Rasseln und reichlichem schwer löslichem Auswurf, Kehlkopf- und Bronchialkatarrh mit Heiserkeit.

Verdauungsorgane:
Magenkatarrh mit gelb-schleimiger Zunge.

Geschlechtsorgane:
Chronischer Tripper mit dickem, gelbem Sekret, Entzündungen der Niere, Eiweißbeimengung im Urin nach Scharlach, dicker, gelber, milchiger Ausfluß.

Gemütszustand:
Weinerlich, ängstlich, traurig.

Gliedmaßen:
Wandernde Schmerzen bei Rheumatismus und Gicht, Verschlimmerung durch Wärme.

Haut:
Papulöse Ausschläge, Abschuppung der Haut nach Masern, Scharlach, usw.

Modalitäten:
Verschlimmerung durch Wärme im warmen Zimmer, am Abend. Besserung im Freien und in frischer Luft.

Magnesium phosphoricum
$Mg\,H\,PO_4\,.\,7\,H_2O$ Magnesiumphosphat

Allgemeines:
Schlechter bei Bewegung und im Freien, besser durch Bettruhe.

Geist und Gemüt:
Depressionen und Ängstlichkeit, Schwierigkeiten bei geistiger Arbeit, insbesondere beim Auswendiglernen, schlafgestört durch häßliche Träume, Aufwachen gegen 3.00 Uhr, tagsüber Müdigkeit und Schläfrigkeit.

Kopf:
Im Hinterkopf beginnende Schmerzen, besser durch äußere Wärme und durch Druck. Die Schmerzen haben einschießenden Charakter, wie elektrische Schläge, Kopfschmerzen in der Schule mit gerötetem Gesicht, neuralgische Schmerzen im Gesicht, in den Augen und Ohren.

Atmungsorgane:
Wechsel zwischen reichlicher Absonderung und Verstopfung der Nase.

Verdauungsorgane:
Große Abneigung gegen Kaffee, Zahnschmerzen wechseln-

der Lokalisation, die sich durch Kälte verschlimmern, schlechter Geschmack im Mund, besonders morgens. Krampfhafter Schluckauf, Magenschmerzen durch kalte Getränke, besser durch warme Anwendungen. Berührungsempfindlichkeit der Magengrube, saures Erbrechen gegen Mittag. Auftreibung des Leibes durch Blähungen mit kolikartigen Schmerzen, die sich durch Druck und Wärme bessern. Durchfall unmittelbar nach dem Frühstück.

Harnorgane:
Schmerzhafter Harndrang, Urinsediment wie Sand.

Geschlechtsorgane:
Männer: starke Steigerung des sexuellen Verlangens; Frauen: Menstruation rund 1 Woche verfrüht. Schwellung und Schmerzen der äußeren Genitalien. Kolikartige Schmerzen vor der Menstruation, die bei Einsetzen der Menstruationsblutung umgehend nachlassen, Besserung durch Wärme.

Bewegungsorgane:
Schmerzen in den Gelenken, Muskeln und Nerven, die sich durch Bewegung verschlechtern und bei Wärme bessern. Schmerzhaftigkeit und Berührungsempfindlichkeit der Wirbelsäule.

Wärmeregulierung:
Frostigkeit, Kältegefühl im Rücken.

Natrium muriaticum
Na Cl, Natriumchlorid, Kochsalz

Allgemeines:
Große Schwäche mit Zittern am ganzen Körper. Abmagerung, bleiches, eingefallenes Aussehen, besonders morgens und nach dem Essen. Abmagerung, besonders am Hals, Muskelschwund und Verlust der Kraft.

Geist und Gemüt:
Unwillkürliches Weinen, pessimistische Lebensanschauung, Zaghaftigkeit, selbstquälerische, hartnäckige Gedanken, die Beschwerden verschlechtern sich durch Trost und beim Sprechen über die Beschwerden, Depressionen gegen Ende der Menstruationsblutung, wortkarg, verdrossen, große Gereiztheit, ärgerlich, Stimmungslabilität.

Schlaf:
Einschlafstörungen und häufiges Erwachen, Erwachen nachts zwischen 2.00 und 4.00 Uhr mit Durst, lebhafte Träume von Mord, Feuer, Schlägereien und Dieben.

Kopf:
Kopfschmerzen von berstendem, klopfenden Charakter, meist morgens oder vormittags mit Übelkeit und Schwindel, die Schmerzen werden gegen Nachmittag besser, sowie durch Niederlegen und verschlechtern sich durch Kälte. Kopfschwere durch Denken und Sprechen. Kopfschmerzen steigend und fallend mit dem Sonnenlauf, periodisch auftretende Kopfschmerzen. Haare fettig, Ausschlag an der Haargrenze. Blaß-grau wächsernes Gesicht mit trockener oder fettig glänzender Haut.

Augen:
Tränenfluß, entzündete Lidränder, Katarrh der Bindehäute, Gefühl wie Sand in den Augen, meist morgens.

Atmungsorgane:
Mäßiger Schnupfen, Nase verstopft, wund und geschwollen, Nase und Lippen rissig und wund. Verlust von Geruch und Geschmack. Unwillkürlicher Urinabgang bei Husten, Lachen oder vor Schmerzen. Husten, der sich bei Eintritt in einen warmen Raum und bei naßkaltem Wetter verschlechtert.

Herz und Kreislauf:
Herzstechen, das sich durch Linksliegen verschlimmert, Kältegefühl in der Herzgegend bei geistiger Arbeit und Überanstrengung.

Verdauungsorgane:
Bläschenausschlag an den Lippen, Lippen aufgesprungen, Landkartenzunge, Trockenheitsgefühl in Mund und Rachen, großer Durst, Heißhunger, trotzdem fortschreitende Abmagerung, Verlangen nach Salz und scharf gewürzten Speisen, Abneigung gegen Schwarzbrot, große Müdigkeit und Schläfrigkeit nach dem Essen, dünne wäßrige Stühle morgens früh und gegen 11.00 Uhr, Trockenheit des Mastdarms mit Verstopfung. Alle Verdauungsbeschwerden bessern sich nach dem Stuhlgang zusammen mit dem übrigen Befinden. Verstopfung bei Aufenthalt an der See.

Harnorgane:
Kann in Gegenwart anderer keinen Harn lassen. Unfreiwilliger Urinabgang beim Husten, Lachen oder bei Schmerzen, Klebrig-eitrige Absonderung aus der Harnröhre.

Geschlechtsorgane:
Männlich: Libido vermindert (nur gelegentlich gesteigert). unfreiwilliger Samenabgang, nachhaltige Verstimmung nach Geschlechtsverkehr.
Weiblich: Regel zu spät und zu spärlich, Trockenheit der Scheide, Abneigung gegen Geschlechtsverkehr.

Glieder, Muskeln und periphere Nerven:
Rückenschmerzen mit dem Bedürfnis, auf etwas Festem zu liegen, rheumatische Schmerzen in allen Körperteilen, die sich durch Kälte, insbesondere bei naßkaltem Wetter verschlimmern.

Haut:
Akne, besonders an der Stirnhaargrenze, Haut trocken oder fettig, Neigung zu Rissen an Nase, Mund und After.

Wärmeregulation:
Wenig Widerstand gegen Kälte, Frieren und Frösteln bei naßkaltem Wetter, warmer Handschweiß, Nachtschweiß.

Natrium phosphoricum = (9.)
$Na_2HPO_4 \cdot 12\,H_2O$, Natriumphosphat

Kopf:
Zunge dick-gelb belegt, gelbrahmige Absonderung aus den Augen.

Verdauungsorgane:
Sodbrennen, Übersäuerung des Magens, Durchfälle mit vorwiegend schmerzlosen Entleerungen.

Geschlechtsorgane:
Sexuelle Erregbarkeit bei Erektionsschwäche. Leukorrhöe mit dickem, gelb-rahmigem Ausfluß.

Atmungsorgane:
Bronchitis mit dick-gelbem Auswurf.

Natrium sulfuricum = (10.)
$Na_2SO_4 \cdot 10\,H_2O$ Natriumsulfat, Glaubersalz

Gemüt:
Mißvergnügt und verstimmt, Melancholie durch Musik, Neigung zu Suizid.

Kopf:
Schwindel und Benommenheit.

Augen:
Bindehautkatarrh.

Gesicht:
Bleich, wie übernächtig.

Verdauungsorgane:
Bitterer Geschmack im Mund, schmutzig grau-grünlich oder brauner Zungenbelag, geräuschvolle, übelriechende Blähungen, Empfindlichkeit der Lebergegend gegen Berührung und

beim Bücken, Stechen in der Lebergegend beim Durchatmen, Durchfälle mit frühmorgendlicher Verschlimmerung. Den Durchfällen gehen schneidende Leibschmerzen voraus, Stühle dünn, gelb-wäßrig, gußweise kommend, bei jedem Stuhlabgang reichliche Blähungen, Stühle voluminös, Durchfall wechselt mit Verstopfung.

Harnorgane:
Urinproduktion vermindert oder vermehrt, brennende Schmerzen in der Harnröhre beim Urindurchgang.

Atmungsorgane:
Trockener Husten mit wenig Schleim, stechende Schmerzen im Brustbereich beim Husten, Asthma bei neblig-naßkaltem Wetter, gelegentlich reichlich lockerer Auswurf.

Glieder:
Rheumatische Schmerzen mit Verschlimmerung bei Kälte und feuchtem Wetter, bei Nebel und an Binnenseen.

Wärmeregulation:
Ständiges Frösteln. Der Patient wird selbst im Bett nicht warm.

Silicea
SiO_2 Siliciumoxid, reiner Feuerstein

Allgemeines:
Extreme Wetterfühligkeit, Verschlimmerung bei Neu- und Vollmond, große Kälteempfindlichkeit mit ständigem Frösteln bei der geringsten Entblößung. Große Reizbarkeit und Schmerzempfindlichkeit der Haut bei Berührung.

Geist und Gemüt:
Sehr empfindlich, weinerliche Stimmung, Lebensüberdruß, Angst vor Mißerfolg, Mangel an Selbstvertrauen, schreckhaft und empfindlich gegen Geräusche, zornig, ärgerlich, reizbar, Unverträglichkeit von Widerspruch, unstet, verwirrt, vergeßlich, zerstreut. Besonders morgens verlangsamtes Denken.

Schlaf:
Schlafsucht bei Tag, Schlaf unruhig, zerhackt, angstvolle schreckliche Träume, Schlafwandeln.

Kopf:
Kopfschmerzen, die sich durch Einhüllen des Kopfes bessern, die Schmerzen verschlimmern sich bei geistiger Anstrengung und bei Lärm und bessern sich bei Urinabgang.

Augen:
Entzündung der Lider, der Bindehäute und der Hornhäute mit schleimig-eitriger Absonderung, Schwellung und Entzündung der Tränensäcke und Tränenkanäle.

Ohren:
Dünn-eitrige Absonderung aus dem Innenohr, Schwerhörigkeit, Ohren sind wie zugefallen, Ohrensausen.

Atmungsorgane:
Stockschnupfen und Fließschnupfen mit scharfer, wäßriger Absonderung. Husten durch Kitzelreiz im Hals, starkes Rasseln auf der Brust mit schleimig-eitrigem, übelriechendem Auswurf.

Verdauungsorgane:
Gefühl eines Haares auf der Zunge, Zahnfleisch geschwollen, entzündet, die Zähne lockern sich, Zahnschmerz durch Kälte, Halsschmerzen beim Schlucken, Lymphdrüsen am Hals sowie Speicheldrüsen schmerzhaft geschwollen, Verlust des Appetits oder geringer Hunger, Widerwillen gegen warme, gekochte Speisen und gegen Fleisch, starke Gasansammlung im Leib mit lauten Blähungen, Durchfälle, stinkend, hellgelb, Verstopfung mit vergeblichem Stuhlgang, Stuhl tritt unter großen Anstrengungen teilweise heraus und gleitet dann wieder zurück, Abneigung gegen Muttermilch, Erbrechen und Durchfall nach Milchgenuß.

Harnorgane:
Harnmenge vermehrt, brennende Schmerzen in der Harn-

röhre während des Urindurchganges, gelegentlich geringe Mengen dunkelfarbigen Urins mit starkem Geruch, gelbliches oder rötliches Urinsediment.

Geschlechtsorgane:
Männer: Schmerzhafte Erektionen morgens vor dem Aufstehen, Zerschlagenheit am ganzen Körper nach dem Geschlechtsverkehr.
Frauen: Wäßriger, wundmachender, übelriechender Ausfluß, schmerzhafte Brustwarzen, Säuglinge verschmähen die Mutterbrust und erbrechen sich nach dem Saugen.

Glieder, Muskulatur, periphere Nerven:
Schwäche der Muskeln, Zittern der Glieder, Steifigkeit und Lähmigkeit, Gelenkschmerzen, die sich durch Bewegung bessern und in Ruhe verschlimmern.

Drüsen:
Lymphdrüsen angeschwollen und verhärtet.

Haut:
Jucken, Neigung zu eitrigen Entzündungen unter der Haut, zu Blasen, Pusteln und Furunkeln, schlechte Heilhaut, selbst kleine Wunden verheilen schlecht und eitern. Furunkeln in allen Teilen des Körpers, nach der Entleerung sind die Ränder unterminiert. Schmerzhaftes Brennen der Fußsohlen, Neigung zu Hühneraugen und splittrigen Nägeln, alte Narben schwellen an und schmerzen.

Wärmeregulation:
Große Frostigkeit mit innerem Frieren, saure und übelriechende Nachtschweiße, der Fußschweiß macht die Zehen wund und führt zu Fußpilz.

Therapeutische Ratschläge

Abkürzungen siehe Kapitel 1, Seite 13

SEHR WICHTIG: Verschlimmert sich der Zustand des Patienten bei Nacht, ist der Mischung CP 3× oder 12× und S 12 hinzuzufügen, falls diese Salze in der Formel noch nicht enthalten sind. Oft wirkt S 12× allein schon wunderbar, aber seine Wirkung hält nur einige Tage an. Wenn sich in solchen Fällen der Zustand des Patienten nicht bessert, ist S 30× zu geben. Hält auch hier die Wirkung nur einige Tage an, gebe man jeden Tag S 200×, später jeden zweiten Tag. Man kann auch Sulfur D30 ein- bis zweimal täglich geben, um die Wirkung von Silicea zu verbessern.

WICHTIG:

(1) Oft heilt S 12× allein einen Patienten, wenn die Verschlimmerung bei Nacht eintritt. Es ist in jedem Fall notwendig, den Patienten zu fragen, ob er sich nachts schlechter fühlt. Wenn dies vorliegt, wirkt S 12× allein oder als Mischung S 12× und CP 3× oder 12× oft auf erstaunliche Weise.

(2) Verschlimmert sich der Zustand des Patienten morgens oder gegen 11 Uhr vormittags oder ist der Patient bewußtlos oder aber leidet er unter starkem Speichel- oder Tränenfluß, so ist der Mischung NM 3× hinzuzufügen. NM soll auch dann gegeben werden, wenn der Patient ein starkes Verlangen nach Speisesalz hat oder ein gedunsenes oder geschwollenes Gesicht zeigt, sich schläfrig oder müde fühlt, leicht weint oder fröstelt und an kalten Händen und Füßen leidet sowie ein Kältegefühl entlang der Wirbelsäule empfindet.

(3) Zeigen die Beschwerden eine Verschlimmerung im Winter, sollen der Mischung KM 3×, NM 3× und S 12× hinzugefügt werden, wenn sie nicht schon diese Salze enthält.

(4) Bei Verschlimmerung in feuchtem Wetter fügen Sie NS 3× der Mischung hinzu, wenn noch nicht vorhanden.

(5) Bei Verschlimmerung zu bestimmten Zeiten fügen Sie NM 3× und NS 3× hinzu, falls noch nicht vorhanden.

(6) Bei Verschlimmerung am Morgen oder um 11 Uhr oder am Nachmittag fügen Sie NM 3× hinzu. So weit als möglich soll es vermieden werden, eine Formel die NM enthält, am frühen Morgen zwischen 4.00 und 8.00 und gegen 11.00 und nachmittags zu verabreichen. Die beste Zeit ist 8 Uhr morgens, 12.00 mittags, 16 Uhr und 20 Uhr. In Notfällen kann NM jedoch außerhalb dieser Zeiten verabreicht werden.

(7) Bei Verschlimmerung am Abend, in der Wärme oder in geschlossenen Räumen und Besserung an frischer Luft fügen Sie der Mischung KS 3× hinzu.

(8) Bei Verschlimmerung während Wetterwechsels fügen Sie CP 3× oder 12× hinzu.

(9) Bei Verschlimmerung durch Bewegung fügen Sie FP 12×, KM 3× und NM 3× hinzu.

(10) Bei Verschlimmerung durch fortgesetzte Bewegung fügen Sie KP 3× hinzu.

(11) Bei alten Patienten ist CP 12× anstelle von CP 3× zu verwenden. Bei Frauen gilt die Menopause als Grenze.

(12) CS und KM sollen nach Möglichkeit nicht gemeinsam in einer Formel verwendet werden, da sie sich oft in ihrer Wirkung aufheben, dies ist jedoch nicht von ausschlaggebender Bedeutung.

(13) Zeigt sich im Zustand des Patienten eine Besserung, so ist der Abstand zwischen den einzelnen Mittelgaben zu vergrößern.

(14) Zeigt sich auch nach wiederholtem Versuch keine Besserung, so ist die Potenz der einzelnen Mittel zu erhöhen; z. B. 3×, 6×, 12×, 30×, 200×, 1000×

(15) Leidet der Patient unter zwei oder mehreren Krankheiten, so möge man die Formeln für diese Krankheiten entsprechend abändern.

(16) Tragen sie ständig eine Mischung von CF 3×, CP 3×, FP 12×, KP 3×, KS 3×, MP 3×, NM 3×, NP 3×, NS 3× und S 12× in einer extra Flasche bei sich.
Wenn die obengenannte Mischung in einem Notfall versagt, fügen Sie KM 3× hinzu. Versagt auch diese, fügen Sie zusätzlich CS 3× hinzu.

(17) Hat der Patient die empfohlenen Potenzen nicht zur Hand, so kann im Notfall jede beliebige Potenz verabreicht werden.

(18) Leidet der Patient unter Blutungen, gleich aus welchem Körperteil, so sollte NS **nicht** gegeben werden.

(19) CP 3× oder 12× sollte nicht täglich über einen längeren Zeitraum hinweg verabreicht werden. Diese Regel ist jedoch nicht von entscheidender Bedeutung.

(20) Verschlechtert sich das Befinden des Patienten durch Bewegung, d. h. werden die Beschwerden bei fortgesetzter Bewegung stärker, so ist Bryonia zu geben.

(21) Verschlechtern sich die Beschwerden zu Beginn der Bewegung, um dann bei fortgesetzter Bewegung besser zu werden, wie man es bei manchen Rheumatismusfällen findet, so ist Rhus toxicodendron zu geben.

(22) Wenn korrekt gewählte Medikamente nicht ausreichend wirken, sollte CS gegeben werden. CS verbessert die Wirkung dieser Medikamente.

(23) KS ist ein hervorragendes Mittel, wenn es sich bei den Beschwerden um Folgen von unterdrückten Hautausschlägen handelt.

(24) Wenn alle Behandlungen versagen, gebe man eine Mischung aller 12 Salze. Diese Mischung hat oft geholfen, wenn andere Medikamente versagt hatten. Dabei sollte man FP und S in der 12. Potenz und die anderen Salze in der 6. geben.

(25) Ist eine Krankheit schon chronisch, so sind die Potenzen über 3×, 6×, 12× auf 30× und 200× zu steigern. Ist der Zustand des Patienten sehr ernsthaft und besteht Lebensgefahr, gebe man nach Verabfolgung der 3. Potenz gleich auf die 200. über und verabreiche sie in kurzen Zeitabschnitten.

(26) Es gibt Menschen, die Schüßler-Salze nicht vertragen. Manchmal verschlimmert sich ihr Zustand nach Einnahme der Salze. In diesen Fällen sollten die Mittel abgesetzt werden.

(27) In manchen seltenen Fällen geschieht es, daß die verschriebene Mischung nicht wirkt, aber ein einzelnes in der Formel enthaltenes Salz doch. Wirkt die Formel nicht, sollten die Symptome des Patienten mit denen im Repertorium verglichen werden.

(28) Will man dieses wirksame Einzelsalz herausfinden, so gebe man eine kleine Menge eines jeden Salzes dem Patienten zu kosten. Das angezeigte Salz schmeckt dem Patienten am süßesten. Dieses sollte zur Behandlung genommen werden. Wirkt es nicht, sollte man das nächst süße usw. oder aber eine Mischung der süßesten geben.

(29) Leidet oder litt der Patient zusätzlich zur eigentlichen Erkrankung an Syphilis oder Gonorrhöe, die unterdrückt oder mit anderen medizinischen Systemen behandelt wurden, oder finden sich in der Familie des Patienten Hinweise auf eine durchgemachte Syphilis oder Gonorrhöe, so ist es besser zunächst für 2 oder 3 Tage die Mischungen für Syphilis oder Gonorrhöe zu geben und dann erst mit der Behandlung der eigentlichen Krankheit zu beginnen.

(30) Kommt es.bei der Verabreichung von Hochpotenzen eines Medikaments zur Verschlimmerung, so gebe man als Gegenmittel niedrige Potenzen des gleichen Medikaments.

Krankheitsverzeichnis

Abszeß

Darunter versteht man eine Eiteransammlung in einer nicht vorgebildeten, sondern durch krankhafte Vorgänge entstandenen, allseitig abgeschlossenen Höhle eines Körpergewebes. Je nach Entzündungszustand unterscheidet man zwischen einem heißen Abszeß, der bei einer akuten Entzündung entsteht, im Gegensatz zu einem kalten Abszeß, bei chronischer Entzündung, meist durch Tuberkulose. Einen Abszeß erkennt man an seiner Fluktuation. Darunter versteht man ein leichtes Schwappen bei Betasten.

Am Anfang gebe man ein bis zwei Tage lang 3× täglich eine Tablette Belladonna D6. Zeigt dies keine Wirkung, so verabreiche man 3× täglich eine Tablette Hepar sulfuris D6. Oftmals bildet sich dann der Abszeß zurück oder entleert sich, wenn sich bereits Eiter gebildet hat. Eine operative Behandlung kann auf diese Weise oft vermieden werden. Hat man auch damit keinen Erfolg, so verabreiche man eine Mischung aus CF 3×, FP 12×, KM 3×, KP 3× und KS 3×, wenn sich noch kein Eiter gebildet hat. Hat sich dagegen schon Eiter gebildet, so verabreiche man S 200×, das in kürzester Zeit eine Reifung und Öffnung des Abszesses bewirkt. Abschließend gebe man CS 3× zur beschleunigten Wundheilung. Auch zur Nachbehandlung chirurgischer Operationen hat sich CS 3× bewährt, da es die Wunde in kürzester Zeit trocknet und die Wundheilung beschleunigt. Zur Behandlung der offenen Abszeßwunde bewährt sich Calendulatinktur. Sie wird aus 10 Tropfen Calendula ∅ gelöst in 20-50 ccm Wasser bereitet. Sollte kein Calendula zur Hand sein, gebe man eine Mischung aus CF 3×, CP 3×, CS 3×, KM 3×, KP 3×, KS 3×, NM 3×, NP 3×, NS 3× und S 12× in Wasser gelöst 3-4× täglich.

Addison'sche Erkrankung

Die Addison'sche Erkrankung ist sehr selten. Sie tritt auf, wenn das hormonproduzierende Gewebe der Nebennierenrinde zumindest zu 9/10 zerstört ist. Ursache dieser Zerstörung können Autoimmunprozesse oder Tuberkulose sein, seltener tritt die Zerstörung in Folge von Tumormetastasen ein. Auch Verletzungen sowie degenerative und entzündliche Veränderungen (Gefäßverschlüsse und Lues) können zu einer Addison'schen Erkrankung führen.

Klinische Zeichen sind vorzeitige Ermüdbarkeit, Gewichtsabnahme, sowie eine Hyperpigmentierung (übermäßige Ansammlung von Hautfarbstoff) an normalerweise unpigmentierten Stellen, sowie an Körperpartien, die Licht und Druck ausgesetzt sind. Aber auch die Mundschleimhaut kann betroffen sein.

Weiterhin findet man Verdauungsstörungen, Muskelschwäche und eine Neigung zu Hypoglykämien (Abfall des Blutzuckers).

Im Labor findet man charakteristische Veränderungen des Blutbildes mit einer Vermehrung den eosinophilen Granulozythen, sowie eine Verminderung von Natrium und Chlor, verbunden mit einer Erhöhung des Kaliums im Serum.

Man gebe eine Mischung von KP 3×, KS 3×, NM 3×, NS 3× und S 12×.

Akne

Unter Akne, auch Finnenausschlag genannt, versteht man eine Erkrankung der talgdrüsenreichen Hautbezirke (Gesicht, Nacken, Brust und Rücken), die durch eine verstärkte Verhornung und zum Teil Verstopfung der Hautfollikel mit Bildung von Mitessern (Komedonen) gekennzeichnet ist. Als Ursache spielen verschiedene Verschiebungen im Hormongleichgewicht, bakterielle Infektionen, Magen-Darm-Störungen, falsche Ernährung und Einwirkung von Brom, Jod, Chlor, Teer, Ölen, Vitamin D, Isonazid auf den Körper eine Rolle. Aber auch psychische Faktoren, sowie Herdinfektionen vor allem im Trigeminusbereich (Zähne) kommen für eine Entstehung der Akne in Betracht.

Zunächst versuche man CP 3× allein oder eine Mischung aus CP 3×, FP 12×, KM 3×, KP 3×, NM 3×, NP 3× und S 12×. Im Falle des Versagens gebe man CF 3×, CS 3×, KS 3×, MP 3× und NS 3×.

Alkoholismus

Nach der Definition der Weltgesundheitsorganisation ist derjenige ein Alkoholiker, der länger als ein Jahr große Mengen Alkohol konsumiert, die Kontrolle über den Alkoholkonsum verloren hat und dadurch körperlich, psychisch und in seiner sozialen Stellung geschädigt ist.

Man gebe 2× täglich 1 Tablette Acidum sulfuricium D30 zwei Wochen lang. Sollte das nicht zum Erfolg führen, gebe man 2× täglich 1 Tablette Selenium D30 morgens und abends. Oft stellt sich bereits nach der ersten oder zweiten Behandlung ein Erfolg ein.

Allergie

Unter Allergie versteht man eine gegenüber der Norm abweichende Bereitschaft des Körpers, nach erneutem Kontakt mit einer allergiebringenden Substanz, mit bestimmten krankhaften Erscheinungen zu reagieren. Je nach zeitlichem Auftreten der Erscheinungen spricht man von einem Soforttyp, bzw. von einem Spättyp oder verzögertem Typ.

Die allergische Sofortreaktion kann innerhalb weniger Sekunden bis Minuten zu schweren Schockzuständen führen (Anaphylaktischer Schock) oder in Form einer Entzündung der Nasenschleimhäute (allergische Rhinitis), eines Asthmas, eines Nesselausschlages (Urticaria) oder eines Anschwellens des Gesichts (Quincke-Ödeme) ablaufen.

Innerhalb von einigen Stunden bis Tagen, kann es zu einem Zerfall der roten Blutkörperchen (allergisch hämolytische Anämie) und zu einem Abfall der weißen Blutkörperchen und Blutplättchen (allergische Agranulozythose und Thrombozythopenie) kommen.

Nach 6-8 Stunden erreicht die allergische Sofortreaktion ihren Höhepunkt, in Form einer allergischen Gefäßentzündung

(Vasculitis allergica), Serumkrankheit und Farmerlunge (eine allergische Lungenentzündung).

Die allergische Spätreaktion tritt erst nach 24-72 Stunden auf und äußert sich in einem allergischen Hautausschlag. (Exanthem, Kontakdermatitis).

Mischung aus CF 3×, CP 3× oder 12×, FP 12×, KM 3×, KP 3× KS 3×, NM 3×, NP 3×, NS 3× und S 12×.

Angina pectoris

Darunter versteht man Schmerzen im Brustkorb, fast immer hinter dem Brustbein, die meistens in die linke, aber auch in die rechte Schulter-Arm-Hand-Region und oder in den Hals-Unterkieferbereich ausstrahlen. Häufig klagt der Patient über ein gürtelförmiges Engegefühl im Brustkorb mit Erstickungsanfällen und Atemnot bis zu einem echten Vernichtungsgefühl mit Todesangst. Ursachen sind am häufigsten ein Mißverhältnis von Sauerstoffangebot und Sauerstoffbedarf des Herzens. Angina pectoris-Anfälle treten deshalb vor allem nach körperlicher Anstrengung, bei Aufregungen, Kälte und nach schweren Mahlzeiten auf.

Mischung aus CF 3×, FP 12×, KM 3×, KP 3×, MP 3× und S 12×. Die Salze löse man in ca. 30 ccm heißen Wassers und gebe in kurzen Abständen je einen Teelöffel vermischt mit 4-5 Teelöffel sehr heißen Wassers. Zur Wirkungssteigerung trinke der Patient zwischen der Medikamenteneinnahme etwas heißes Wasser.

Ebenfalls bewährt haben sich Einnahmen von Crataegus ∅ in Wasser gelöst, alle 30-60 Minuten einen Teelöffel voll. Gleichfalls sehr nützlich ist Aconitum D6 3-4× täglich 1 Tablette. Um während eines schweren Angina-pectoris-Anfalls schnelle Hilfe zu bringen, gebe man etwas Amylnitrit auf ein Taschentuch und lasse den Patienten daran riechen.

Angst

Angst ist primär nichts Krankhaftes. Sie kann in Form von Signalangst bei drohenden Gefahrensituationen in Gang gesetzt werden, um diese Gefahrensituationen zu vermeiden. Im körperlichen Bereich führt diese Signalangst zu einer Umstellung aller Körperfunktionen, um den Körper zu einer schnellen Flucht in die Lage zu versetzten.

Angst ist krankhaft, wenn sie – wie bei den meisten psychischen Erkrankungen – auftritt, ohne daß eine reale Gefahrensituation vorliegt, bzw. wenn die Seele mit ängstigenden Reizen überflutet wird und diese nicht unter Kontrolle gebracht werden können, bzw. die durch die Angst erzeugte Spannung nicht nach außen z. B. in Form motorischer Aktion abgeführt werden kann.

Man gebe KP 3× und KS 3× alle 2-3 Stunden, im Falle des Versagens KP 6×, dann KP 12× und so weiter. Führt auch das zu keiner Besserung, gebe man Aconitum D6 4× täglich eine Tablette oder Arsenicum album D6 jeweils eine Tablette um 6 Uhr und um 15 Uhr. Bringt auch das keinen Erfolg, gebe man NM 3×.

Angst, Folgen von

Entstand ein krankhafter Zustand als Folge von Furcht oder Angst gebe man KP 3×, führt dies zu keiner Besserung, gebe man eine Mischung aus CP 3× oder 12×, CS 3×, FP 12×, KP 3×, KS 3×, NM 3×, NP 3×, NS 3× und S 12×.

Appetit

vermehrt:

Zur Dämpfung eines pathologisch gesteigerten Appetits gebe man KP 3×

vermindert:

Zur Steigerung des Appetits gebe man Bryonia D6 oder Nux vomica D6 jeweils 3× 1 Tablette. Führt dies zu keinem Erfolg, gebe man eine Mischung aus CP 3× oder 12×, FP 12×, KM 3×, KS 3×, NM 3×, NP 3×, NS 3× und S 12×.

unnatürlich:

Hat ein Patient Appetit auf unverdauliche Dinge, wie Kalk oder Holzkohle, gebe man CP 3× oder 12×.

Ärger
Entsteht ein krankhafter Zustand durch Ärger oder Aufregung, verabreiche man KP 3× und NM 3×.

Arterienverkalkung (Arteriosklerose od. Artherosklerose)
Sie ist die häufigste krankhafte Veränderung der Arterien. Im fortgeschrittenen Stadium führt sie zu Verhärtung, Verdikkung, Elastizitätsverlust und Richtungseinengung der Gefäße. Die Entstehung ist unklar, bzw. es existieren darüber eine Fülle von Theorien. Bekannt ist, daß zahlreiche körpereigene (endogene) und körperfremde (exogene) Substanzen an der Auslösung bzw. Förderung der Arterienverkalkung beteiligt sind, z. B. ein erhöhter Blutdruck, Erhöhung der Blutfette, Zuckerkrankheit, sowie bestimmte Gifte, vor allem Nikotin. Aber auch chronische Entzündungen und Autoimmunerkrankungen können zu den oben genannten degenerativen Veränderungen der Blutgefäße führen. Diskutiert wird, obwohl bisher überzeugende Beweise fehlen, ob auch seelische Noxen wie Streß und unbewältigte Konflikte zur Arterienverkalkung führen.

Mischung aus CF 3×, NM 3× und S 12×. Als sehr nützlich hat sich die Einnahme von Barium muraticum D30. 3× täglich 1 Tablette erwiesen.

Bewährt hat sich die Verabreichung von Adrenalin D6 oder D 12, 2× täglich 1 Tablette. Die Einnahme sollte 2 Wochen lang erfolgen und dann erst nach 2 Wochen Unterbrechung wieder aufgenommen werden, usw.

Bei der Arterienverkalkung alter Menschen ist Strophantus D30 1× täglich eine Tablette angezeigt, besonders wenn eine Neigung zu Wassereinlagerungen besteht.

Zur Vorbeugung empfiehlt sich folgendes Rezept:
1 gehackte Knoblauchzehe, etwas gehackte Zwiebel, 1 kleines Stück gehackter Ingwer, Salz und Zitronensaft. Man esse davon 3× täglich.

Arthrose
Unter Arthrose versteht man eine degenerative Gelenkser-

krankung, die vorwiegend aus einem Mißverhältnis zwischen Beanspruchung und Beschaffenheit, bzw. Leistungsfähigkeit der einzelnen Gelenkanteile, bzw. der einzelnen Gewebe entsteht. Von entscheidender Wichtigkeit für die Entstehung einer Arthrose ist die Produktion von Gelenkflüssigkeit – (Synovialflüssigkeit) durch die die oberflächlichen Knorpelschichten ernährt werden. Diese Fähigkeit, Gelenkflüssigkeit von entsprechender Qualität und Menge zu produzieren, ist individuell verschieden.

Von sekundärer Bedeutung sind Durchblutungstörungen der Gelenkkapsel und des Knochenmarkes.

Die Entstehung von Arthrosen ist noch nicht gänzlich geklärt. Vermutlich handelt es sich um ein komplexes Geschehen, bei dem viele Faktoren eine Rolle spielen.

Man gebe zunächst Rhus toxicodendron D30 2× täglich 1 Tablette 1-2 Wochen lang. Zeigt sich eine Besserung, so setze man die Einnahme fort, wenn nicht, so gehe man auf Rhus toxicodendron D200 über. Man gebe alle 2 Wochen 1 Tablette und warte zunächst 3 solcher Dosen ab. Stellt sich wiederum keine Besserung ein, gebe man Rhus toxicodendron D1000 alle 3 Wochen eine Tablette. Man warte 3 solcher Tabletteneinnahmen ab.

Ebenfalls sehr gute Ergebnisse bringt CF 3×, 4× täglich über 1-2 Wochen, bei ausbleibender Besserung gehe man auf CF 6×, dann 12× usw. über. Führt auch das zu keiner Besserung, gebe man Bryonia D200, zunächst 2× täglich 1 Tablette, dann 1× täglich und schließlich 2× wöchentlich, dazu eine Mischung aus CF 6×, CP 30×, MP 6× und S 30×.

Bei sehr alten Beschwerden verabreiche man FP 1× morgens und KP 1× abends, beides in Pulverform. Bei jüngeren Beschwerden gebe man FP 6× morgens und KP 6× abends. Sind die Beschwerden ausschließlich rechtsseitig lokalisiert, gebe man Lycopodium D200 1× täglich 1 Tablette 2 Wochen lang. Nach zwei Wochen Pause nehme man dann die Tabletteneinnahme wieder auf. Bei ausschließlich linksseitig lokalisierten Beschwerden gebe man Pulsatilla D200. Die Einnahme erfolgt wie bei Lycopodium.

Asthma

Gemeint ist hier das Bronchialasthma. Das Herzasthma, als Symptom einer Linksherzinsuffizienz, wird hier nicht abgehandelt, sondern ist unter Herzinsuffizienz nachzulesen. Unter Bronchialasthma versteht man plötzliche heftige und kurz dauernde Anfälle von oft hochgradiger Atemnot. Als Ursache werden allergische Prozesse angesehen. Die Atemnot kommt durch eine krampfartige Verengung der Bronchiolen zustande.

Zuerst verabreiche man für einige Stunden NS 3×. Bei ausbleibender Erleichterung gebe man eine Mischung aus CF 3×, CP 3× oder 12×, KM 3×, KP 3×, KS 3×, MP 3×, NM 3×, NP 3×, NS 3× und S 12×. Bleibt nun ebenfalls die Wirkung aus, gebe man die Mischung, die unter dem Rezept für Blutung aufgeführt ist. Sollte sich jetzt auch keine Besserung einstellen, gebe man eine Mischung aus CS 3× und FP 12×.

Oftmals wirkt auch Ipecacuanha D6 2× täglich 1 Tablette oder Arsenicum album D6 jeweils 1 Tablette um 7 Uhr und um 15 Uhr.

Atemnot

Atemnot (Dyspnoe) ist ein subjektives Phänomen, das dadurch zustande kommt, daß man sich bewußt wird, vermehrt Atemtätigkeit leisten zu müssen.

Die Ursachen sind vielfältig. Man unterscheidet Atemnot, die durch Erkrankungen der Lunge, des Herzens, des Sauerstofftransports in der Peripherie, durch Stoffwechselstörungen, durch Störungen im Gehirn und durch seelische Fehlhaltungen verursacht wird.

Zunächst gebe man Bryonia D6 3× täglich 1 Tablette 2-3 Tage lang. Kommt es zu keiner Besserung, verabreiche man Ipecacuanha D6 3× täglich 1 Tablette. Stellt sich nicht innerhalb von 2 Tagen eine Erleichterung ein, gehe man über zu Rhus toxicodendron D6 3× täglich 1 Tablette. Bewährt hat sich auch eine Mischung aus KP 3× und NM 3×.

Augenentzündungen

(siehe auch Bindehautentzündungen)

Hierunter werden alle Entzündungen des Auges mit Ausnahme der Bindehautentzündung gemeint, also Entzündungen der Hornhaut (Keratistis), der Aderhaut (Skleritis) und der Regenbogenhaut (Iritis).

Bei der Entzündung des Auges gebe man eine Mischung aus FP 12×, KM 3×, MP 3× und NP 3×. Bringt dies keine Besserung, gebe man eine Mischung aus CP 3×, FP 12×, KM 3×, KP 3×, MP 3×, NM 3×, NP 3×, NS 3× und S 12×. Diese Mischung ist zur innerlichen und äußerlichen Anwendung geeignet. Zur äußerlichen Anwendung gibt man in jedes Auge 2× täglich 1 Tropfen. Herrscht starker Tränenfluß, so ist NM 3× sehr nützlich.

Würde die Entzündung durch Spritzer oder Fremdkörper hervorgerufen, gebe man Ruta D30 1× 1 Tablette, bei Versagen NM 3× oder 12× um 8 Uhr, 12 Uhr, 16 Uhr auch um 20 Uhr.

Augenfluß

Unter Augenfluß (Blenorrhöe) versteht man eine meist eitrige Bindehautentzündung. Es kann jedoch auch zu einer gesteigerten Absonderung aus den Tränenkanälen kommen, ohne daß eine Entzündung vorliegt.

Augen, gerötet

Gemeint ist hier vor allem die Rötung der Augen bei Übermüdung bzw. nach Reizung durch ätherische Öle oder Dämpfe (z. B. Zwiebeln). Bei entzündlicher Rötung der Augen schlage man bei Bindehautentzündung nach.

Entleert sich von den Augen eine größere Menge Schleim, gebe man eine Mischung aus CS 3×, KM 3×, KS 3×, NM 3×, NP 3× und S 12×.

Ansonsten empfiehlt sich die Mischung aus CP 3×, CS 3×, FP 12×, KP 3×, KS 3×, NM 3×, NP 3×, NS 3× und S 12×.

Augenlider (herabhängend)

Ein Herabhängen des Oberlides (Ptosis) kann verschiedene

Ursachen haben. Man findet es als angeborenes Leiden auf erblicher Basis oder als erworbene Ptosis, bes. durch Lähmung des 3. Hirnnervs (Oculomotoriusparese) aber auch beim Trachom und bei der Myasthenia gravis.

Bei herabhängenden Augenlidern gebe man KP 12× (später 30×) und MP 12 × (später 30×) 2× täglich; dazu 2× täglich 1 Tablette Gelsemicum D30.

Augenschmerzen

Unter dieser Rubrik sind alle schmerzhaften Zustände gleich welcher Genese subsummiert. Meistens wird es sich um Verletzungen des Auges, bzw. um entzündliche Erkrankungen handeln.

Bei heftigen Augenschmerzen gebe man eine Mischung aus MP 3×, NM 3×, NP 3× und S 12× in heißem Wasser gelöst, in kurzen Intervallen.

Augenschwäche (Asthenopie)

Unter Asthenopie versteht man subjektive Sehstörungen, die auf eine mit dem fortschreitenden Lebensalter einhergehende Abnahme des Sehvermögens und Ermüdungserscheinungen der Akkommodationsbreite einhergehen. Man unterscheidet vier Arten von Schwachsichtigkeit.

1. Die optische oder akkommodative Asthenopie. Darunter versteht man ein Mißverhältnis zwischen der geforderten Naheinstellung und der Akkommodation. Diese Form der Schwachsichtigkeit tritt als sogenannte Alterssichtigkeit bei Weitsichtigkeit, bei Wölbungsdefekten der Hornhaut (Astigmatismus), bei Lähmungen des Ziliarmuskels und bei Trübung des Kammerwassers und anderer brechender Medien auf.
2. Muskulärer Asthenoptismus. Darunter versteht man eine Kovergenzschwäche, wie sie beim latenten Schielen vorkommt.
3. Nervöser Astigmatismus, vor allem bei nervöser Erschöpfung.
4. Symptomatische Erschöpfungen, die bei anderen Augen-

erkrankungen, wie z. B. bei Konjunktivitis und bei Neuralgien des Kopfes vorkommen.

Folgende Formel richtet sich vor allem gegen die sogenannte Alterssichtigkeit, kann jedoch auch bei anderen Formen von Augenschwäche (Astigmatismus) mit Erfolg versucht werden.

Bei Schwäche der Augen gebe man CF 200× täglich 1 Tablette, im Falle des Versagens 1× wöchentlich NM 200× bei Sonnenuntergang.

Augen, verklebt

Es handelt sich hier um ein Symptom, das bei vielen Augenerkrankungen, aber auch ganz normal bei einer übermäßigen Absonderung von Sekret auftreten kann. Sollte es sich bei den verklebten Augen um das Symptom einer Augenkrankheit handeln, so ist, wenn man Erfolg haben will, zunächst diese zu behandeln.

Sind die Augen stark verklebt, gebe man eine Mischung aus NM 3×, NP 3×, NS 3× und S 12×.

Ausfluß (Fluor vaginalis)

Ausfluß aus dem Bereich der äußeren weiblichen Geschlechtsorgane (Scheide, Vulva) ist ein vieldeutiges und häufiges Symptom, dem sehr verschiedene Krankheitsursachen zu Grunde liegen können. Häufigste Ursache ist eine Infektion der Scheide, meist mit Candida-albicans, Trichomonaden und Haemophylus vaginalis, aber auch Darmparasiten, insbesondere Oxyuren können einen entzündlichen Ausfluß verursachen. Gelegentlich ist ein Fremdkörper (z. B. Tampon oder Pessar) für das Zustandekommen eines Fluor verantwortlich.

Wichtigste endogene Ursache für einen Ausfluß ist der Diabetes mellitus.

Aber auch Entzündungen des Gebärmuttermunds (Zervicitis) können einen Ausfluß bewirken. Diese Entzündungen sind nicht selten gonorrhoischer Art (Tripper).

Die Ursache für einen Ausfluß können jedoch auch in der

Gebärmutter selbst liegen. In Frage kommt hier das Gebärmutterkarzinom, Polypen, sowie eitrige oder nichteitrige Entzündungen der Gebärmutterschleimhaut.

Jeder gynäkologische Ausfluß bedarf einer exakten Abklärung, um z. B. nicht ein Karzinom zu übersehen.

Oft läßt sich jedoch die Ursache für einen Ausfluß nicht exakt ermitteln, bzw. der Ausfluß besteht trotz entprechender Therapie weiter. Dann sind folgende Mittel angezeigt, wobei hinzugefügt werden muß, daß die Schüßler-Mittel nicht nur bei gynäkologischem Ausfluß wirken, sondern bei jeder Form von Sekretabgang aus natürlichen oder künstlichen Körperöffnungen.

eitrig	Mischung aus NP 3× u. S 12×
eiweißartig	CP 3× oder 12×
fadenziehend	KM 3×
gelb, schleimig	KS 3×
goldgelb	NP 3×
grün	NS 3×
klar, durchsichtig	NM 3×
übelriechend	KP 3×
wundmachend	Mischung aus KP 3× u. NM 3×

Auszehrung (Marasmus)

Unter Auszehrung versteht man einen allgemeinen Verfall und Kräfteschwund, verbunden mit hochgradiger Abmagerung. Ursache ist meistens quantitative Unterernährung. Doch auch bei vielen anderen Erkrankungen, z. B. Tuberkulose, Karzinom, kommt die Auszehrung als Symptom vor. Die Behandlung sollte primär auf die Grunderkrankung gerichtet sein. Eine symptomatische Behandlung der Auszehrung führt jedoch zu einer erhöhten Widerstandskraft und einer Verbesserung des Wohlbefindens, die sich wiederum auf die Prognose der Grundkrankheit günstig auswirkt.

Zunächst gebe man KP 3× allein, über 2-3 Wochen. Zeigt sich keine Besserung, verabreiche man eine Mischung aus CP 3× oder 12×, FP 12×, KP 3×, NM 3×, NP 3× und S 12×.

Bei Kindern verabreiche man zuerst CP 3× allein, 4× tägl. ca. 1 Woche lang. Bei ausbleibender Wirkung gebe man dann eine Mischung aus CP 3×, KP 3×, KM 3×, NP 3×, NS 3× und S 12×. Diese Mischung versagt so gut wie nie.

Baden
Entstand ein krankhafter Zustand als Folge eines Bades oder einer Durchnässung, gebe man Rhus toxicodendron D6 3×, täglich 1 Tablette. Im Falle des Versagens verabreiche man eine Mischung aus CP 3× oder 12× und NS 3×.

Bandwürmer (Cestodes)
Es handelt sich hier um eine Sonderform der Wurmerkrankungen durch einen speziellen Parasiten. Der Infektionsgang und die Entwicklung vom Wurmei zum fertigen Bandwurm ist sehr kompliziert und soll nicht näher behandelt werden. Die hier angegebene Mischung eignet sich als Begleittherapie zu einer spezifischen anthelmintischen Behandlung, wirkt jedoch auch, wenn keine geeigneten Mittel zur Verfügung stehen, wie z. B. in den Tropen, allein.

Zur Behandlung von Bandwurmbefall hat sich NS 3× in wiederholten Dosen bewährt. Beim Auftreten von Krämpfen gebe man MP 3×.

Bartflechte
Zur Behandlung der Bartflechte verabreiche man eine Mischung aus KM 3×, KP 3×, MP 3× und NP 3×. Bei ausbleibender Besserung gebe man CS 3×.

Bauchdecken eingefallen
Bei eingesunkenen oder eingefallenen Bauchdecken gebe man CF 12×.

Beinkrämpfe

Es handelt sich um einen Spezialfall des sogenannten Krampussyndroms, wobei es zu tonischen schmerzhaften Krämpfen eines Muskels oder einer ganzen Muskelgruppe kommt. Meist jedoch sind die Wadenmuskeln und die Zehenbeuger betroffen. Die Beschwerden treten in der Regel nach anstrengenden Märschen, aber auch bei Wurzelreizung durch Bandscheibenvorfall auf.

Bestimmte Vorerkrankungen steigern die Disposition zu Beinkrämpfen. Zu diesen Vorerkrankungen gehören Varizen, Venenthrombosen und die Polyneuropathie. Die Schwangerschaft als physiologischer Zustand prädisponiert ebenfalls zu Krampfbeschwerden.

Bei Beinkrämpfen gebe man MP 3× und S 12× in heißem Wasser gelöst.

Beriberi

Beriberi kommt in unseren Breiten kaum vor. Es handelt sich dabei um einen Vitamin B1-(Thiamin) Mangel, der Folge einer ausschließlichen Ernährung mit maschinell geschältem, poliertem Reis ist. Früher war die Erkrankung in Plantagen, Minen und Gefängnissen Südost- und Ostasiens häufig.

In Europa kam die Erkrankung nur im Winter gelegentlich vor, wenn sich größere Gruppen der Bevölkerung ausschließlich von weißem Mehl ernährten.

Man unterscheidet eine akute Säuglings-Beriberi bei brustgestillten Kindern, deren Mütter ebenfalls an Vitaminmangel leiden. Hier führt der Mangel zu akuter Herzinsuffizienz, häufig mit tödlichem Ausgang.

Eine chronische Beriberi ist durch Ödeme, periphere Nervenlähmungen und Herzinsuffizienz charakterisiert.

Eine zerebrale Form der Beriberi kommt als neurologische Symptomatik bei chronischem Alkoholismus vor. (Wernicke-Enzephalopathie.)

Besteht keine Möglichkeit, das fehlende Vitamin zu ersetzen, so bringt eine Mischung aus CP 3× oder 12×, KP 3×, NM 3× und NS 3× Erleichterung der Symptome.

Bewußtlosigkeit
Unter Bewußtlosigkeit versteht man das Fehlen jeden psychischen Geschehens, bei allen erhaltenen somatischen Funktionen. Die differentialdiagnostische Abklärung zu den verschiedenen Komaformen ist schwierig und bedarf eines aufwendigen klinischen Apparates. Die hier angegebene Mischung eignet sich neben den üblichen Maßnahmen der ersten Hilfe als symptomatische Notfallstherapie.

Bei der Behandlung der Bewußtlosigkeit hat sich die Verabreichung einer Mischung von CP 3× oder 12×, CS 3×, KP 3× und NM 3× als nutzbringend erwiesen. Handelt es sich um eine Bewußtlosigkeit während einer Fieberperiode und der Kranke erlangt kurzfristig das Bewußtsein und spricht, um dann wieder bewußtlos zu werden, so ist Arnica D30 angezeigt.

Bienenstich (s. auch Wespenstich)
Zur Behandlung von Bienen- oder Wespenstichen gebe man sowohl NM 3× innerlich als auch lokal auf die Einstichstelle.

Bindehautentzündung (Konjunktivitis)
Eine akute Entzündung der Bindehäute ist gekennzeichnet durch Rötung und Schwellung, sowie starke Absonderung aus den Augen. Die chronische Bindehautentzündung zeigt kein Ödem und nur geringfügige Absonderungen. Durch die Wucherung des Papillarkörpers erhält jedoch die Bindehaut das Aussehen von geschorenem Samt.

Ursachen sind einmal chemisch-physikalische Reize, wie Fremdkörper und Verletzungen und zweitens Infektionen. Am häufigsten kommen Pneumokokken, Koch-Weeg'sche Bazillen, Gonokokken, Streptokokken und Staphylokokken in Frage. Eine weitere Ursache sind Refraktionsanomalien, die nicht richtig mit Sehhilfen korrigiert sind. Auch benachbarte pathologische Prozesse und Allergien können die Bindehautentzündungen verursachen.

Man verabreiche zur Behandlung einer Bindehautentzündung eine Mischung aus CP 3×, FP 12×, KM 3×, KP 3×, KS 3×, NM 3× und NP 3×.

Blähungen
Darunter versteht man eine Aufblähung des Magens oder der Därme mit reichlichem Abgang von Gasen. Die Ursachen sind einerseits nervöser Natur, andererseits organischer, bei Erkrankungen der Verdauungsorgane oder nahrungsbedingt bei Einnahme ungewohnter Nahrungsmittel.

Man gebe zunächst eine Mischung aus CP 3×, KP 3× KS 3×, MP 3× NM 3×, NP 3×, NS 3×. Sollte dies zu keinem Erfolg führen, verabreiche man eine Mischung aus CF 3×, CS 3×, FP 12×, KM 3× und S 12×. Ist vor allem der Oberbauch gebläht, gebe man Carbo vegetabilis D 30 2× täglich 1 Tablette. Bei Blähungen im Unterbauch gebe man 1× monatlich 1 Tablette Lycopodium D200. Bei sehr übelriechenden Winden verabreiche man eine Mischung CP 3× oder 12×, NM 3× und S 12×.

Bläschenkrankheit (Pemphigus)
Beim Pemphigus oder der Bläschenkrankheit handelt es sich um eine Allergie gegen körpereigene Basalmembransubstanzen. Es gibt zahlreiche Unterformen, das Krankheitsbild selber ist bisher nicht hinreichend geklärt.

Man gebe eine Mischung aus KP 3×, NM 3× und NS 3×.

Blasenbildung
Bilden sich irgendwo am Körper Blasen, gleich welcher Genese, so ist therapeutisch nach der Farbe des Blaseninhalts zu verfahren. Ist der Blaseninhalt wasserklar, gebe man NM 3×, bei gelblichem Inhalt NS 3×. Bei jeder anderen Art von Blasen verabreiche man eine Mischung aus FP 12×, KM 3×, KP 3×, KS 3×, NM 3×, NP 3× und NS 3×.

Blasenentzündung (Cystitis)
Man versteht darunter eine katharrhalische Entzündung der Blasenschleimhaut, in schweren Fällen auch der ganzen Blasenwand.

Blasenentzündungen entstehen meist aszendierend, d. h.

von außen steigen Erreger durch die Harnröhre auf. Meistens handelt es sich um Streptokokken, Staphylokokken oder um Gramm-neg. Problemkeime, bes. Escherichia coli, gelegentlich auch Viren. Aber auch durch chemische oder mechanische Reize (Katheter) kann es zu aszendierenden Infektionen kommen. Die aszendierenden Erkrankungen sind bei Frauen auf Grund ihrer kürzeren Harnröhre häufiger als bei Männern. Gelegentlich, wenn auch ungleich seltener, kommt es zu deszendierenden Entzündung, von den Nieren und den ableitenden Harnwegen her (Pyelocystitis).

Hauptsymptome sind ein vermehrter Harndrang (Pollakisurie), Brennen beim Wasserlassen, Schmerzen beim Wasserlassen und unwillkürlicher Urinabgang.

Bei der akuten Blasenentzündung gebe man NP 3×, bei der chronischen S 12×.

Blaufärbung der Haut (Zyanose)
Es handelt sich dabei um eine blaurote Verfärbung in Folge mangelnder Sauerstoffsättigung des Blutes und zwar, wenn die Menge des reduzierten Hämoglobins 5 gr./% im Blut überschreitet.

Die möglichen Ursachen sind eine venöse Stauung, meist als Zeichen einer Herzinsuffizienz, Störungen des Lungengaswechsels (in Folge von Tumoren, Aszites und Lungenkrankheiten im fortgeschrittenen Stadium) und Herzkrankheiten.

Mischung aus KM 3×, NM 3× und S 12×.

Blinddarmentzündung (Appendizitis)
Entzündungen des Blinddarms können im jeden Lebensalter vorkommen. Es ist eine sehr häufige Erkrankung. Bezüglich der Entstehung herrscht keine Klarheit. Wichtig für das Zustandekommen der Entzündungen sind Stauungen des Wurmfortsatzinhalts infolge Verengung oder Verlegung des Appendixlumens. In der Regel läßt sich eine Blinddarmentzündung leicht diagnostizieren. Es kommt meist aus bester Gesundheit heraus zu kolikartigen Schmerzen über den ganzen Bauch verteilt, mit einem Schmerzmaximum im Bereich

des Mittelbauchs. Dazu gesellen sich Übelkeit und Erbrechen. Erst recht spät lokalisieren sich die Beschwerden in den rechten Unterbauch. Die Temperatur ist nur gering erhöht, meist findet man Werte zwischen 37,5-39,0 Grad Celcius. Auffällig ist der Unterschied von mehr als einem Grad zwischen rectal und axillar gemessener Temperatur. Bei einer Blinddarmentzündung findet man eine spezifische Druckempfindlichkeit im Bereich des MacBurney Punktes, dazu ein Erschütterungsschmerz in der Ileozäkalgegend und eine lokale Bauchmuskelspannung. Die Blinddarmentzündung ist eine chirurgische Erkrankung, die sehr oft die sofortige Operation notwendig machen kann.

Sollte keine chirurgische Hilfe zur Stelle sein, gebe man eine Mischung aus CF 3×, FP 12×, KM 3×, KP 3×, KS 3×, MP 3×, NM 3×, NP 3×, NS 3× und S 12×. Diese Salze werden in ca. 30 ccm heißem Wasser gelöst und 12 Stunden lang stündlich zusammen mit etwas heißem Wasser verabreicht. Bleibt eine Erleichterung aus, verabreiche man eine Mischung aus CF 6×, FP 12×, KM 6×, KP 6×, MP 6× und S 12×.

Stellt sich auch dann keine Besserung ein, gebe man eine Mischung aus CS 3×, CP 3× oder 12×, KP 3×, KS 3×, NM 3×, NP 3× und NS 3×.

Blindheit (Amaurose)

Unter Blindheit versteht man das Erlöschen des Sehvermögens, d. h. den Ausfall sämtlicher optischer Funktionen. Praktisch werden jedoch auch solche Personen als blind bezeichnet, die in Folge starker Sehschwäche oder hochgradiger Gesichtsfeldeinschränkung nicht in der Lage sind, sich in fremder Umgebung optisch zurecht zu finden. Objektives Kennzeichen einer Erblindung ist die sog. amaurotische Pupillenstarre.

Eine Erblindung kann viele Ursachen haben. Bei den Behandlungsvorschlägen, die nachstehend angegeben sind, wird nicht zwischen diesen Ursachen unterschieden. Die Behandlungserfolge dürften u. a. aus diesem Grund auch nur bescheiden sein.

Trotzdem sollte man in verzweifelten Fällen einen Behandlungsversuch wagen.

Bei der Nachtblindheit (Hemeralopie) handelt es sich nicht um Blindheit im eigentlichen Sinn, sondern um eine bei Dunkelheit einsetzende Schwachsichtigkeit, deren Ursache in einer Herabsetzung der Netzhautempfindlichkeit durch teilweisen oder völligen Ausfall des Stäbchensehens zu suchen ist.

Ursache für die Nachtblindheit ist zum einen Vererbung, zum andern tritt Nachtblindheit jedoch auch bei hochgradiger Kurzsichtigkeit, sowie bei Pigmentdegeneration sowie bei Degeneration der Netzhaut und bei Optikusatrophie auf. Häufig ist ein Mangel an Vitamin A und Rhodopsin die Ursache. Die Behandlungsaussichten sind ungleich größer als bei einer echten Blindheit.

Man gebe eine Mischung aus CP 3× oder 12×, FP 12×, KM 3×, KP 3×, MP 3×, NM 3×, NP 3× und S 12×.

Bei Nachtblindheit gebe man NM 3× und S 12×, später gebe man NM 200× jeden Abend. Zur Behandlung der Atrophie des Sehnervs ist Tabacum D30 2× täglich 1 Tablette sehr nützlich.

Blitze und Funken vor den Augen
Mischung aus CP 3× oder 12×, KP 3×, MP 3× und NP 3×.

Blutarmut (Anämie)
Bei einer Blutarmut oder Anämie handelt es sich um eine Verminderung des Anteils der roten Blutkörperchen am gesamten Blutvolumen. Eine Verminderung dieser Konzentration zeigt nur dann eine Anämie an, wenn das Blutvolumen des Körpers normal ist. Eine Anämie ist dann anzunehmen, wenn die Normalwerte der roten Blutkörperchen (Erythrozyten) bei Männern 5,11 Mio./mm^2 bei Frauen 4,51 Mio./mm^2 unterschreiten.

Anämien lassen sich nach verschiedenen Kriterien einteilen. Hier soll eine Einteilung nach der Ursache der Anämien getroffen werden. Man unterscheidet

1. Anämien durch Verlust von roten Blutkörperchen in Form

von akuten oder chronischen Blutungen.
2. Anämien durch verminderte Produktion von roten Blutkörperchen.
3. Anämien durch gesteigerten Abbau von Erythrozyten und
4. Symptomatische Anämien bei verschiedenen Erkrankungen.

Es würde zu weit gehen, auf alle Anämieformen näher einzugehen. Die unten angegebenen Behandlungsvorschläge sind für alle Arten von Anämien geeignet.

Man gebe CF 3x allein oder als Mischung zusammen mit CP 3x oder 12x, FP 12x, KM 3x, KP 3x, KS 3x, MP 3x, NM 3x und NP 3x, bei Versagen füge man NS 3x und S 12x hinzu. Sogar perniziöse Anämien können damit behandelt werden.

Ebenfalls bewährt hat sich die Verarbreichung von China D 30 3 x täglich 1 Tablette oder Zincum metallicum D 30 2 x täglich 1 Tablette. Dazu esse man morgens und abends je 1 Tomate. Krämpfe und Schmerzen, die durch eine Anämie verursacht wurden, sprechen gut auf CP 3x an.

Bei der Anämie pubertierender junger Mädchen gebe man eine Mischung aus CF 3x und NM 3x, bei ausbleibender Wirkung gebe man eine Mischung CF 3x, CP 3x, FP 12x, KM 3x, KP 3x, KS 3x, NM 3x, NP 3x, NS 3x und S 12x.

Blutdruck zu hoch (Hypertonie)

Bis zum 50. Lebensjahr ist schon ein Blutdruck von 140 mmHg systolisch als erhöht anzusehen. Ein diastolischer Blutdruck von über 90 mmHg ist unabhängig vom Alter stets pathologisch.

Bei 80 % aller Patienten mit erhöhtem Blutdruck läßt sich keine organische Ursache auffinden. Man nennt diese Hochdruckform primäre = essentielle = genuine Hypertonie. Alle anderen Hochdruckformen nennt man sekundäre oder symptomatische Hypertonien, da sie als Folge vorbestehender Grundkrankheiten auftreten.

Die häufigsten Grundkrankheiten, die zu sekundären Hypertonien führen, sind Nierenerkrankungen, endokrine Erkrankungen, kardio-vaskuläre Erkrankungen und Hochdruckerkrankungen, die während der Schwangerschaft auftreten. Die hier angegebene Mischung eignet sich vor allem zur

Behandlung des primären Hochdrucks, kann jedoch auch bei anderen Hochdruckformen mit Erfolg angewandt werden.

Bei zu hohem Blutdruck gebe man die gleichen Medizinen wie bei Verstopfung, nämlich: KM 3x allein oder im Falle des Versagens eine Mischung aus CF 3x, CP 3x oder 12x, FP 12x, KM 3x, KP 3x, KS 3x, MP 3x, NM 3x, NP 3x, NS 3x und S 12x. Sollte auch hierbei nicht der gewünschte Erfolg eintreten, füge man der Mischung CS 3x hinzu.

Ebenfalls nützlich sind Glonoinum D 30 und Zincum metallicum D 30. Auf salzfreie Diät ist zu achten.

Blutdruck zu niedrig (Hypotonie)

Von Hypotonie spricht man, wenn der systolische Druck beim Mann unter 110 mmHg und bei der Frau unter 100 mmHG, der diastolische bei beiden Geschlechtern unter 60 mmHg gefunden wird.

Man unterscheidet drei Gruppen:

1. die konstitutionelle oder auch essentielle Hypotonie. Es handelt sich dabei um Menschen, die dauernd hypotonisch sind, aber keinerlei Beschwerden haben.
2. Symptomatische Hypotonie.
   Hierbei handelt es sich um die Hypotonie als Folge von Krankheitszuständen, z. B. bei Herzinsuffizienz, Myokardinfarkt, Nebenniereninsuffizienz, Unterfunktion der Schilddrüse u. ä.
3. Orthostatische Hypotonie.
   Darunter versteht man einen im Liegen normalen Blutdruck, der im Stehen abfällt und beim Patienten zu Schwarzsehen, Schwindel und sogar bis zum Kollaps führt.

Die folgenden Mischungen eignen sich vor allem zur Behandlung der konstitutionellen und orthostatischen Hypotonie.

Bei der symptomatischen richtet sich die Behandlung nach der Grundkrankheit.

Man verabreiche eine Mischung aus CP 3x oder 12x, KP 3x und NM 3x. Ist der Blutdruck sehr niedrig oder ist es zu einem Kollaps gekommen, gebe man, falls die Medizinen in der 3. Potenz keine Hilfe bringen, eine Mischung aus CP 200 x, KP

200 x und NM 200 x. Bewährt hat sich auch Nux vomica D 30 1 Tablette abendlich oder Ferrum metallicum D 30, 2 x tägl. 1 Tablette.

Blutung
Um eine Blutung zum Stehen zu bringen, gebe man eine Mischung aus CF 3x, FP 12x, KM 3x, KP 3x, NM 3x und NP 3x. Bei Blutungen vermeide man in jedem Fall die Verabfolgung von NS. Sollte obige Mischung zu keinem Erfolg führen, füge man der obengenannten Mischung CP 3x, CS 3x, KS 3x, MP 3x und S 12x hinzu.

Ebenfalls gute Dienste leistet Ipecacuanha D 6, alle 2 bis 3 Stunden eine Tablette. Sollten die obengenannten Medizinen nicht in der Lage sein, eine stärkere Blutungsneigung aus kleineren Wunden zu unterbinden, gebe man 2–3 Tage lang 2 x täglich Phosphorus D 30.

Bei septischen Blutungen erweist KP 3x gute Dienste. Blutungen aus der Gebärmutter behandelt man mit CF 3x (Ca ausschließen!)

Blutvergiftung
Zunächst behandle man mit KP 3x allein oder mit einer Mischung aus KP 3x und MP 3x in heißem Wasser gelöst. Führt dies zu keinem Erfolg, gebe man FP 12x, KM 3x, KP 3x, KS 3x, MP 3x und NP 3x. Wurde die Blutvergiftung durch eine Verletzung verursacht, so gebe man die Mischung zur Behandlung von Verletzungen. Ebenfalls gute Dienste leistet Pyrogenium D 6 oder D 30 und Staphisagria D 30, alle 4 Stunden 1 Tablette. Wird die Blutvergiftung von heftigem Fieber begleitet, gebe man eine Mischung aus FP 12x, KM 3x und KP 3x.

Brennen
Tritt irgendwo im oder auf dem Körper ein brennendes Gefühl auf, gebe man eine Mischung aus CP 3x oder 12x, NM 3x und S 12x. Diese Mischung ist zur innerlichen und äußerlichen Anwendung geeignet.

Bronchienerweiterung (Bronchiektasen)
Bronchiektasen sind zu 25 % angeboren. Häufig sind sie mit anderen Fehlbildungen kombiniert. Erworbene Bronchiektasen haben ihre Ursache in frühkindlichen Erkrankungen, wie Masern, Keuchhusten oder sind Folge von Fremdkörperaspiration und Tuberkulose der Hiluslymphknoten. Auch entzündliche Erkrankungen der Lunge wie Pneumonie und Abszesse führen zu Erweiterungen der Bronchien. Klinisch äußern sich Bronchiektasen in schleimigem oder eitrigem Sputum, das jedoch nur selten mit Blut vermischt ist. Dazu kommt häufiges Husten und rez. Fieberschübe. Bisweilen jedoch können Bronchiektasen symptomarm bzw. symptomlos verlaufen.

Man gebe für 1–2 Wochen 4x täglich S 12x. Bei Besserung behalte man die Therapie bei. Tritt keine Besserung ein, gebe man CS 3x 4mal täglich.

Bronchitis
Unter Bronchitis versteht man eine akute oder chronische Entzündung der feineren Verzweigungen der Luftröhrenäste. Ursache ist meist eine Erkältung mit viraler Infektion, die dann später durch Bakterien superinfiziert wird. Ursache für chronische Bronchitis ist in der Regel langjähriges Zigarettenrauchen oder starke Luftverunreinigung.

Man gebe eine Mischung aus FP 12x, KM 3x, KS 3x, NS 3x und S 12x. Versagt diese Mischung, gebe man CS 3x; versagt auch diese, so gebe man die Mischung, die zur Behandlung des Hustens angegeben ist. Besteht starker Auswurf ohne Entzündung der Bronchien, gebe man KS 3x.

Brüche
Bei Knochenbrüchen gebe man innerlich und äußerlich eine Mischung aus CF 3x, CP 3x oder 12x, FP 12x und S 12x. Dazu verabreiche man jeden Morgen 1 Tablette Symphytum D 6 und abends Ruta D 6.

Brustdrüsenentzündung (Mastitis)
Ursache ist meist eine während des Stillens auftretende Infektion der Brustdrüse mit Staphylokokken, die vom Kind auf die Mutter übertragen werden.

Am Anfang gebe man nur NP 3x. Führt dies zu keinem Erfolg, gebe man die Mischung gegen Schwellung. Versagt auch diese Mischung, gebe man CF 3x, CS 3x, FP 12x, KM 3x, KP 3x, KS 3x, NP 3x und S 12x.

Chirurgische Operationen
Zur Operationsvorbereitung gebe man eine Mischung aus CF 3x, CP 3x oder 12x, CS 3x, FP 12x, KM 3x, KP 3x, MP 3x, NM 3x, NP 3x und S 12x. Nach der Operation verhindert Staphisagria D 30 3x täglich eine Tablette, das Auftreten von Komplikationen. Gute Dienste leistet auch Hypericum D 30, 3 x täglich eine Tablette.

Cholera
Cholera ist eine akute, durch Choleravibrionen hervorgerufene Infektionskrankheit. Die Inkubationszeit beträgt wenige Stunden bis 5 Tage. Choleravibrionen verursachen eine Entzündung im oberen Dünndarm mit Bildung eines Endo- und Enterotoxins, das die Dünndarmzellen zur vermehrten Jonen- und Wassersekretion anregt und die Magensaftproduktion erniedrigt. Dadurch kommt es zu heftigen Durchfällen mit Wasser- und Elektrolytverlust, Kollaps, Azidose, Krämpfen, Oligurie, Urämie, Herzrhythmusstörungen (siehe Puls) und Koma. Die Letalität beträgt 70 %.

Man kann zwei Mischungen mit Aussicht auf Erfolg verabreichen.

1. CF 3x, CP 3x, KM 3x, KP 3x, NM 3x, NP 3x, NS 3x und S 12x
2. CF 3x, CP 3x, CS 3x, FP 12x, KP 3x, MP 3x, NM 3x, NP 3x, NS 3x und S 12x

Die Einnahme erfolgt jeweils 3 x täglich.

Man gebe in kurzen Abständen eine Mischung aus CP 3x oder 12x, FP 12x, KM 3x, KP 3x, KS 3x, MP 3x, NM 3x, NP 3x und

NS 3x. Diese Mischung versagt selten. Sollte jedoch kein Erfolg eintreten, gebe man eine Mischung aus CF 3x, CS 3x und S 12x. Oft bringt Naja D 30 die Heilung.

Chronische Beschwerden
Sind die Beschwerden sehr alt, gebe man eine Mischung aus CP 3x oder 12x, CS 3x und KS 3x. Befindet sich der Organismus in einer Reaktionsstarre, verabreiche man 1 x wöchentlich eine Tablette Sulfur D 30 oder Psorinum D 30. Es sollen jedoch nur 1 oder 2 Dosen gegeben werden. Oft erreicht man die Heilung chronischer Beschwerden durch 1 Mischung aus CP 200 x, CS 200 x und NM 200 x, 1 Dosis pro Woche bei Sonnenuntergang gegeben.

Coli-Infektion
Gemeint ist hier der Harnweginfekt durch Bakterien der Coligruppe.

Darminfektion
Man gebe zunächst eine Mischung aus CP 3x oder 12x, FP 12x, KM 3x, KP 3x, MP 3x, NM 3x und NS 3x. Durch diese Medizinen werden 95 % aller Fälle geheilt.

Wenn innerhalb von 24 Stunden nach Verabreichung obiger Mischung keine Besserung eintritt, gebe man CS 3x; versagt auch dies, gebe man eine Mischung aus CF 3x, KS 3x, NP 3x und S 12x.

Führt dies alles nicht zum Ziel, verabreiche man entweder Nux vomica D 6, Aloe D 6 oder Mercurius corrosivus D 6 4 x täglich 1 Tablette. In sehr hartnäckigen Fällen gebe man CS 200× und NM 200×, jeweils eine Tablette um 6 Uhr abends.

Diese Gabe kann, wenn notwendig, nach 2 Tagen wiederholt werden.

Scheidet der Patient Blut mit dem Stuhl aus, gebe man eine Mischung aus CP 3x oder 12x, FP 12x, KM 3x, KP 3x, MP 3x und NM 3x.

Tritt keine Blutung mehr auf, kann man NS 3x hinzufügen.

Darmkoliken
Bei Darmkoliken gebe man zunächst MP 3x in sehr heißem Wasser gelöst, alle 5 bis 10 Minuten ein Teelöffel davon. Stellt sich keine Besserung ein, gebe man eine Mischung aus CP 3x oder 12x, FP 12x, KM 8x, KP 3x, KS 3x, MP 3x, NM 3x und NS 3x. Versagt diese Mischung, so kann man mit einiger Aussicht auf Erfolg Colocynthis D 6, jeweils 1 Tablette in kurzen Abständen versuchen.

Diabetes (s. Zuckerkrankheit)

Dickdarmentzündung
Die Behandlung ist der der chronischen Darminfektion ähnlich. Man versuche zunächst eine Mischung aus CF 3x, CP 3x oder 12x, CS 3x, FP 12x, KP 3x, NM 3x, NS 3x. Tritt während der Nacht eine Verschlimmerung der Beschwerden ein, füge man S 12x hinzu. Bei Ausbleiben einer Besserung gebe man eine Mischung aus KM 3x, KS 3x und MP 3x.

Delirium
Bei Erregungs- und Verwirrungszuständen, die im Gefolge von Erkrankungen, z. B. bei Fieber, auftreten, gebe man eine Mischung aus CP 3x oder 12x, KM 3x, KP 3x, NM 3x und NS 3x. Bleibt der Erfolg aus, gebe man eine Mischung aus CF 3x, CS 3x, NP 3x und S 12x.

Das Alkoholentzugsdelirium wird in gleicher Weise behandelt.

Diphtherie
Diphtherie ist eine durch Corynebakterien hervorgerufene meldepflichtige Infektionskrankheit, die durch die Lokal- und Fernwirkung ihrer Toxine gekennzeichnet ist.

Die Inkubationszeit beträgt 2 – 7 Tage. Die Übertragung geschieht meist durch eine Tröpfchen-, seltener durch eine Schmierinfektion.

Bei der beginnenden lokalen Rachendiphtherie kommt es nach uncharakteristischen Prodromalerscheinungen (Kopfschmerz, Abgeschlagenheit, Krankheitsgefühl) zu mäßigem Fieber (38 – 39° C) und Schluckbeschwerden. Der Lokalbefund zeigt eine starke Rötung des gesamten Rachens mit flächenhafter, grau-weißlicher Pseudomembran, die nicht auf die Tonsillen begrenzt bleibt, sondern auch auf die Umgebung der Tonsillen übergreift. Sie erzeugt eine kloßige Sprache und einen für Diphtherie typischen süßlichen Mundgeruch. Die regionären zervikalen Lymphknoten sind geschwollen. Der Verlauf ist meist gutartig. Dehnt sich die Diphtherie auf den Kehlkopf aus, so kommt es infolge der Pseudomembranbildung auf den Stimmbändern zu Heiserkeit, bellendem Husten und unterschiedlich starker Atemnot. Die Atemnot kann bis zu schweren Erstickungsanfällen fortschreiten, so daß eine Tracheotomie erforderlich ist. Eine Ausdehnung der Pseudomembranen auf Trachea und Bronchien ist möglich.

Bedeutend gefährlicher ist die maligne, primär toxische Diphtherie, bei der es zu einer Toxinaussaat mit Nervenlähmungen und Herzmuskelschädigungen kommt. Die Patienten leiden unter einem vernichtenden Krankheitsgefühl und machen einen schwerstkranken Eindruck. Das Aussehen ist blaß zyanotisch, der Puls klein frequent und unregelmäßig, gelegentlich sogar verlangsamt. Prognostisch ungünstig ist ein Abfall der Körpertemperatur sowie Haut-, Schleimhautblutungen und Erbrechen.

Man verabreiche eine Mischung aus CP 3x oder 12x, KM 3x, KP 3x, NP 3x, versagt dies, gebe man alle 3 Stunden 1 Tablette Apis D 6, versagt auch dies, gebe man eine Mischung aus CF 3x, CP 3x, CS 3x, FP 12x, KM 3x, KP 3x, KS 3x, NM 3x, NP 3x, NS 3x und S 12x. Bleibt auch dann ein Erfolg aus, gebe man MP 3x. Oftmals bringt Mercurius cyanatus D 200 eine Heilung.

Doppeltsehen

Die Behandlung ist die gleiche wie bei Blindheit: Man gebe eine Mischung aus CP 3x oder 12x, FP 12x, KM 3x, KP 3x, MP 3x, NM 3x, NP 3x und S 12x.

Drüsenvergrößerung

Bei Anschwellen und Vergrößerungen der Lymphdrüsen, gebe man eine Mischung aus CF 3x, KM 3x und NP 3x. Sind die Drüsen steinhart, verabreiche man CF 3x allein.

Durchnässung

Folgen von Durchnässung siehe unter Baden.

Durst

Bei übermäßigen Durst gebe man 3x täglich eine Tablette Bryonia D 6. Tritt keine Besserung ein, gebe man eine Mischung aus CP 3x oder 12x, CS 3x, FP 12x, KM 3x, KP 3x, NM 3x, NS 3x und S 12x. Bei stark vermindertem oder fehlendem Durst gebe man KP 3x und KS 3x oder Pulsatilla D 6.

Eigensinnigkeit

Bei eigensinnigen Kindern gibt man 1 x wöchentlich S 200×, 5 bis 6 solcher Dosen sollten zur Behandlung ausreichen. Besteht krampfartiges Schreien, gebe man MP 3x in heißem Wasser gelöst in kurzen Abständen.

Eiter

Um die Bildung von Eiter zu verhindern, gebe man CS 200x einmal täglich oder eine Mischung aus CP 3x oder 12x, CS 3x, KM 3x, KP 3x, KS 3x, NP 3x und S 12x. Sehr gute Dienste leistet auch die Verabreichung von Hepar sulfuris D 1000.

Man gibt nur eine Dosis.

Ekzeme

Man gebe zunächst eine Mischung aus CF 3x, CP 3x oder 12x, KM 3x, KP 3x, KS 3x, NM 3x und S 12x. Die Einnahme erfolgt 3x täglich 1 Woche lang. Stellt sich keine Besserung ein, gebe man 1 x monatlich Graphites D 200.

Elefantiasis

Es handelt sich dabei um unförmige Anschwellungen von Körperteilen, besonders der Extremitäten, infolge einer chron. Lymphstauung. Die Anschwellungen sind anfangs eindrückbar, später jedoch werden sie infolge zunehmender Kollagenfaserbildung derb und zeigen auf Druck keine Dellen mehr. Die Oberhaut zeigt im Spätstadium eine charakteristische Veränderung mit Schuppung, Hyperkeratosen und graugelblicher Verfärbung. Gelegentlich finden sich papillomatöse und warzige Wucherungen. Ursache sind angeborene Lymphbahndefekte, Lymphgefäßverschlüsse durch rezidivierende Erysipel oder rezidivierende Thrombophlebitiden und andere entzündliche Lympherkrankungen, Infektionsfolgen, z. B. durch Lymphopathia venerea, Lepra oder Filariasis und schließlich Ausschaltung der Lymphknoten durch Tumoren, Operationen oder ionisierende Strahlen.

Die hier beschriebene Mischung eignet sich vor allem zur Behandlung der in den Tropen häufigen Infektionen mit Filariasis, kann jedoch auch bei anderen Formen von Elefantiasis versucht werden.

Zunächst versuche man CS 3x allein; stellt sich keine Besserung ein, gebe man eine Mischung aus KM 3x, KS 3x, NP 3x, NS 3x und S 12x, versagt selten.

Entbindung (s. auch Geburtserleichterung, Schwangerschaftsbeschwerden)

Um eine schmerzlose Geburt herbeizuführen, gebe man CF 3x in kurzen Abständen (viertelstündlich). In den meisten Fällen wird das gewünschte Ziel erreicht. Sollte sich kein Erfolg einstellen, gebe man eine Mischung aus CF 3x, CP 3x, FP 12x, KM 3x, KP 3x, MP 3x und NM 3x in heißem Wasser gelöst, wenn nötig zusätzlich einen Einlauf. Während der Schwangerschaft sollte 1 bis 2 x täglich KP 3x verabreicht werden; es hält die werdende Mutter gesund.

Entzündungen

Die Behandlung ist die gleiche wie für Schwellungen, nämlich eine Mischung aus CF 3x, FP 12x, KM 3x, KP 3x, KS 3x, NM 3x, NP 3x, NS 3x und S 12x.

Epilepsie (Fallsucht)

Epilepsie ist eine unterschiedlich bedingte, generalisierte oder partielle exzessive Energieentladung des Gehirns oder einzelner seiner Anteile. Die unten angegebene Mischung kann bei allen Formen von generalisierten oder lokalen zerebralen Anfallsleiden versucht werden.

Zunächst versuche man eine Mischung aus KM 3x, KP 3x, CP 3x oder 12x, NM 3x, NP 3x, MP 3x und S 12x 4 x täglich 3 bis 4 Tage lang; stellt sich keine Erleichterung ein, gebe man 4 x täglich eine Mischung aus KM 6x und KP 6x für 2 bis 3 Tage und dann beide Mittel in der 12. Potenz. Zeigt sich auch dann keine Besserung, gebe man eine Mischung aus CP 3x oder 12x, CS 3x, KP 3x, KS 3x, MP 3x, NP 3x und S 12x.

In manchen Fällen heilen die zur Behandlung von Verstopfung, Schwindel oder Bewußtlosigkeit angegebenen Mischungen.

Während der Anfälle belebt oft eine Mischung aus CP 3x, KP 3x und NM 3x. Treten die Anfälle während des Schlafes auf, heilt S 12x, bei nächtlichen Anfällen hilft im allgemeinen CP 3x und S 12x.

Oftmals erzielt man Heilungen mit 2 x täglich einer Tablette Ignatia D 30 oder Tuberculinum D 30.

Erbrechen

Man gebe 1 Tablette Ipecacuanha D 6 in kurzen Intervallen. Stellt sich keine Besserung des Brechreizes ein, verabreiche man eine Mischung aus NP 3x und NS 3x oder die Mischung, die zur Behandlung der Cholera angegeben ist.

Wird Blut erbrochen, gebe man FP 12x, entweder alleine oder als Mischung mit KM 3x. Stellt sich keine Besserung ein, gebe man eine Mischung aus KP 3x und NP 3x oder die Mischung erbrochen, so verabfolge man 3x täglich eine Tablette Aethusa D6.

Ist das Erbrochene klar wie Wasser, gebe man NM 3x, ist es wie gelbliches Wasser NS 3x.

Ergrauen (vorzeitiges) der Haare
S 12 verhindert vorzeitiges Ergrauen.

Erholung nach Krankheit
Um eine Erholung nach schwerer Krankheit zu bewirken, gebe man jungen Patienten CP 3x. Bei alten Patienten ist CP 12x angezeigt.

Erkältung
Sobald die ersten Anzeichen für eine Erkältung zu spüren sind, gebe man Aconitum D 6, alle 15 Minuten eine Tablette. In den meisten Fällen kommt dann eine Erkältung nicht zum Ausbruch. Sollte das erste Erkältungsstadium verpaßt worden sein und Aconitum tut nicht seine Wirkung, versuche man es mit 3x täglich einer Tablette Belladonna D 6.

Im Vollstadium einer Erkältung verabreiche man eine Mischung aus CF 3x, CP 3x, CS 3x, FP 12x, KM 3x, KP 3x, KS 3x, MP 3x, NM 3x und NS 3x. Nach erfolgloser Anwendung versuche man eine Mischung aus CP 3x oder 12x, CS 3x, FP 12x, NM 3x, NP 3x, NS 3x und S 12x, 3x täglich eine Dosis.

Bei trockenem Schnupfen gebe man 4x täglich KM 3x, bei Nichteintreten der Wirkung eine Mischung aus KM 3x und NP 3x, 4 x täglich, oder die Mischung, die zur Behandlung von Kopfschmerzen angegeben wird.

Ist das Nasensekret dünn, gebe man Arsenicum album D 6 um 7.00, 8.00, 9.00, 15.00, 16.00 und 17.00 Uhr.

Bei dickem Sekret gebe man Mercurius solubilis D 6 alle 3 Stunden.

Bei verstopfter Nase gebe man Nux vomica D 6 um 9.00, 16.00 Uhr auch vor dem Einschlafen. Auch Aconitum D 6 oder D 30 3 x täglich 1 Tablette leistet gute Dienste.

Die Neigung zu Erkältungskrankheiten wird durch eine Mischung aus CP 3x oder 12x, CS 3x, FP 12x, NM 3x, NP 3x, NS 3x und S 12x geheilt.

Oftmals verschwinden zusätzliche Begleiterkrankungen.

Ermüdung
Man gebe Arnica montana D 30 4 x täglich 1 Tablette oder eine Mischung aus CP 3x, KP 3x und NM 3x.

Erregung (Beschwerden durch)
Man gebe NM 3x.

Erschöpfung
Man gebe eine Mischung aus CP 3x, KP 3x und NM 3x. Ist die Erschöpfung durch eine durchwachte Nacht verursacht, ist Nux vomica D 6 sehr nützlich.

Familienplanung
Die unten angegebene Mischung verhindert nicht die Befruchtung der Eizelle, sondern die Implantation des bereits im Eileiter befruchteten Eies. Es handelt sich dabei streng genommen um eine Schwangerschaftsunterbrechung.

Zur Verhinderung einer unerwünschten Schwangerschaft gebe man für ca. 1 Woche eine Mischung aus CP 3x, KM 3x, KP 3x, NM 3x und S 12x. Stellt sich dann keine Regelblutung ein, gebe man Pulsatilla D 6 dreimal täglich eine Tablette, bei Ausbleiben des Erfolges Pulsatilla D 30, 2 x täglich eine Tablette.

Fehlgeburt/Frühgeburt
Unter einer Fehlgeburt (Abortus) versteht man eine Ausstossung der Leibesfrucht innerhalb der ersten 28 Schwangerschaftswochen (= Ende des 7. Schwangerschaftsmonats) also bevor der Fötus 35 cm lang ist.

Unter einer Frühgeburt versteht man eine Geburt vor Ende der 37. Schwangerschaftswoche.

Die hier angegebene Mischung eignet sich sowohl zur Behandlung von Fehl- als auch Frühgeburtsbestrebungen.

Um eine Fehlgeburt zu verhindern, gebe man eine Mischung aus KP 3x und MP 3x in heißem Wasser gelöst in kurzen Abständen. Bei Ausbleiben einer Besserung gebe man Sabina D 6, in kurzen Abständen jeweils 1 Tablette.

Zur Behandlung einer Neigung zu Fehlgeburten bietet sich China D 30 an. Man gibt 2 x wöchentlich eine Tablette. Während der gesamten Schwangerschaft sollte KP 3x gegeben werden.

Um Blutungen während der Schwangerschaft zu behandeln, gebe man die Mischung zur Behandlung von Blutungen. Bei Nichteintreten der Wirkung gebe man Ipecacuanha D 6.

Feigwarzen

Feigwarzen (Condylomata acuminata) sind wohl terrainbedingte Variationen der gewöhnlichen Warze. Differentialdiagnostisch müssen sie von den Condylomata lata unterschieden werden, bei denen es sich um die Folgen einer Syphilis-Infektion handelt. Die gleiche Behandlung wie bei Warzen. Siehe dort.

Fettsucht (Adipositas)

Bei fast allen Reduktionsdiäten kommt es irgendwann zu einem Punkt, wo sich der Körper auf einen geringeren Energieverbrauch umstellt, weil er sich durch das Fasten existenziell bedroht fühlt. Folgen sind ein Stagnieren der Gewichtsabnahme und starke Gewichtszunahme bei relativ geringen Diätfehlern. Die untenstehende Mischung verhindert das Umstellen des Körpers auf ein niedriges Energieniveau und sorgt bei entsprechender Diät für eine beständige Gewichtsabnahme.

Man gebe über lange Zeit eine Mischung aus CP 3x, NM 3x und S 12x.

Es muß eine kalorienarme Diät eingehalten werden.

Fieber

Man gebe zunächst eine Mischung aus FP 12x, KM 3x und NS 3x alle 2 bis 3 Stunden. Tritt kein Sinken der Temperatur ein, füge man KP 3x, KS 3x, CF 3x, CP 3x oder 12x, MP 3x, NP 3x und S 12x hinzu und gebe davon alle 2 Stunden, 24 Stunden lang. Bleibt ein Erfolg aus, gebe man eine Mischung aus CS 3x und NM 3x.

Hervorragend zur Malariabehandlung eignet sich folgendes Rezept: 1 Tablette CS 200× morgens und 1 Tablette NM 200× am Abend.

Sollten alle obengenannten Maßnahmen keinen Erfolg haben, gebe man 3 mal täglich 1 Tablette Ipecacuanha D 6, bei weiterhin ausbleibendem Erfolg jeweils 1 Tablette Arsenicum album D 6 um 7.00 Uhr und um 15.00 Uhr.

Bei Kindbettfieber oder Typhus – siehe diese.

Hat der Fieberpatient rote Augen und ein rotes Gesicht, so ist Belladonna D 6 angezeigt; bei Patienten mit Fieberdelirium gebe man die Mischung für Delirium.

War die Ursache des Fiebers eine Durchnässung oder Unterkühlung, gebe man alle 3 Stunden 1 Tablette Rhus toxicodendron D 6, besonders wenn der Patient unruhig ist. Liegt der Patient dagegen sehr still und besteht großer Durst, verabreiche man Bryonia D 6.

Zur Behandlung von intermittierendem (d. h. in Abständen auftretendem) Fieber, gebe man zunächst eine Mischung aus FP 12x, KM 3x und NS 3x. Sobald die Temperatur normal ist, gebe man 1 Tablette NM 200×. Dabei ist zu beachten, daß NM 200× nicht morgens verabreicht werden soll. Ebenso ist Arsenicum album D 6 zur Behandlung des intermittierenden Fiebers geeignet. Es sollte jedoch nicht zwischen 12.00 und 15.00 Uhr, sowie zwischen Mitternacht und 3.00 Uhr gegeben werden.

Filariasis

Filariasis ist der Sammelname für Infektionen mit Filarien. Die Infektion mit diesen in den Tropen häufigen, bei uns seltenen Kleinlebewesen, die meist im frühen Kindesalter erfolgt, äußert sich durch Fieber, Eosinophilie und intermittierende Lymphangitiden (Entzündungen der Lymphbahnen). Später kommt es zu Entzündungen der Samenstränge, Hoden und Nebenhoden mit Ausbildung einer Hydrozele (Wasserbruch) und eines Lymphskrotums. Nach mehrjährigem Verlauf kann es dann zur Verlegung und Verödung der Lymphbahnen durch Absterben der Filarien kommen, wobei sich dann häufig ein Lymphödem mit Elefantiasis ausbildet.

Man gebe zunächst CS 3x allein, beim Ausbleiben der Besserung eine Mischung aus KM 3x, KS 3x, NP 3x, NS 3x und S 12x.

Fistel

Eine Fistel ist ein angeborener oder erworbener röhrenförmiger Gang zwischen zwei Körperhöhlen bzw. zwischen der inneren und äußeren Körperoberfläche. Die unten ausgeführte Mischung eignet sich für alle Formen von Fisteln.

Man gebe eine Mischung aus CF 3x, CP 3x oder 12x, CS 3x, KP 3x, NM 3x, NS 3x und S 12x, bei Versagen eine Mischung aus FP 12 x, KM 3x, KS 3x, MP 3x und NP 3x.

Treten nach einer Fisteloperation neue Beschwerden auf, gebe man Berberis vulgaris D 30, 3 x täglich 1 Tablette.

Flecken vor den Augen

Man gebe eine Mischung aus KS 3x, NM 3x und S 12 x.

Fleckfieber

Gleiche Behandlung wie Typhus.

Fontanelle

Mit Fontanellen beschreibt man die Knochenlücken am kindlichen Schädel. Man unterscheidet eine große Fontanelle zwischen Stirn und Scheitelbein, wo Kranz- und Pfeilnaht zusammenstoßen und eine kleine Fontanelle zwischen den Scheitelbeinen und dem Hinterhauptbein.

Bleiben die Fontanellen beim Kleinkind zu lange offen, gebe man CP 3x.

Fremdkörper
Zur Entfernung von Fremdkörpern aus dem Körpergewebe gebe man S 12x.

Frostbeulen (Perniones)
Frostbeulen sind chronische Frostschäden. Es handelt sich um rundliche, teigige, oft bläulich verfärbte bis markstückgroße Schwellungen, die bei Erwärmen jucken und brennen. Im Zentrum der Frostbeulen findet man gelegentlich Blutungen, Blasen, Nekrosen, Geschwüre. Frostbeulen verschwinden oft in der warmen Jahreszeit.

Man gebe zunächst NS 3x allein. Tritt keine Besserung ein, verabreiche man eine Mischung aus CP 3x oder 12x, FP 12x, KM 3x, KP 3x, NM 3x, NS 3x und S 12x – sowohl innerlich als auch äußerlich mit Vaseline gemischt. Zeigt sich auch dann keine Besserung, gebe man eine Mischung aus CS 3x, KS 3x und NP 3x.

Furunkel
Furunkel ist eine umschriebene akut eitrige Entzündung eines Haarbalges und seiner Talgdrüse. Man findet schmerzhafte bohnen- bis wahlnußgroße entzündlich gerötete Knoten mit gelblichem Zentrum (zentraler Eiterpfropf) und starkem Ödem der Umgebung. Erreger sind meist auf der Haut parasitierende Staphylokokken. Furunkel finden sich oft als Begleiterkrankung bei Diabetes, chronischen Infektionen (s. chronische Krankheiten) und Ekzemen.
Man gebe S 12 x.

Gähnen
Man gebe eine Mischung aus CP 3x oder 12x, KP 3x, MP 3x, NM 3x und S 12x.

Galle
Zur Normalisierung des Gallenflusses gebe man NS 3 x.

Gallenschwäche – Gallenleiden
Es findet sich hierbei häufig Übelkeit, galliges Erbrechen, Verdauungsschwäche, Appetitverlust, Magendruck, Verstopfung und Schläfrigkeit. Man gibt eine Mischung aus KM 3x, NP 3x und NS 3x.

Gallensteine (Cholelithiasis)
Gallensteine entstehen auf dem Weg von den Gallenkapillaren in der Leber bis zur Papilla Vateri, der Einmündung des Gallenganges in den Zwölffingerdarm. Am häufigsten sind sie jedoch in der Gallenblase.

Gallensteine bestehen aus Cholesterin, Calciumcarbonat, Bilirubin oder Eiweiß. Sie bilden sich um einen Kristallisationskern, können in einzelnen Bestandteilen oder in Kombination vorkommen. Die Ursachen für die Gallensteinbildung sind die Produktion von lithogener Lebergalle, d. h. die Gallenflüssigkeit ist cholesterinreich, der Gehalt an Lecithin und Gallensäure jedoch vermindert. Weiterhin können Gallensteine durch Entzündungen im Gallensystem entstehen. Hierbei wirken die bei einer Entzündung auftretenden Eiweiße als Kondensationskerne. Weiterhin können Gallensteine infolge verminderter Beweglichkeit der Gallenblase entstehen. Eine seltene Ursache ist der vermehrte Anfall von Bilirubin, z. B. bei hämolytischen Anämien.

Man gebe zunächst jeden Morgen Cantharis D 3, 1 Tropfen in etwas Wasser gelöst über 3 – 4 Tage. Dadurch wird die Steinbildung verhindert. Bringt dies keinen Erfolg, gebe man eine Mischung aus CF 3x, CP 3x oder 12x, MP 3x, NP 3x, NS 3x und S 12x.

Zur Auflösung von Gallensteinen bewährt sich 4 x täglich S 12x, um Steine abzutreiben, gebe man alle 3 Stunden CP 3x, aber auch CP 30x und NS 30×, 3 x täglich gegeben, treiben den Stein ab. Bleibt der Stein dabei im Gallenblasengang hängen und verursacht eine Gallenkolik, gebe man eine Mischung aus CP 3x, MP 3x und S 12x in stündlichem Abstand.

NP 3x allein oder als Mischung mit CP 3x oder 12x verhindert eine Neubildung der Steine.

Gaumenzäpfchenentzündung
Man verabreiche NM 3x allein oder eine Mischung aus CF 3x, CP 3x oder 12x, FP 12x, KM 3x, NM 3x und NP 3x.

Gebärmutterblutung (Metrorrhagie)
Darunter versteht man jede Blutung der Gebärmutter außerhalb der Menstruation. Die Ursachen sind vielfältig und das Vorliegen eines Malignoms muß ausgeschlossen werden.

Man gebe CF 3x.

Ursache einer Metrorrhagie, also einer nicht menstruationsbedingten Blutung aus dem weiblichen Genitale, können eine Fülle von gynäkologischen Erkrankungen sein. Eine fachärztliche Untersuchung ist unerläßlich, um ein Karzinom auszuschließen.

Gebärmuttersenkung
Man gebe eine Mischung aus CF 12x, CP 3x oder 12x, KP 3x auch NM 3x.

Gebärmutterverlagerung
Man gebe eine Mischung aus CF 3x, CP 3x oder 12x, FP 12x, KP 3x und NP 3x.

Geburtserleichterung (s. auch Entbindung)
Man gebe zuerst CF 3x allein in kurzen Abständen. Bringt dies keinen Erfolg, gebe man eine Mischung CF 12x, KM 3x, KP 3x, MP 3x und NM 3x in heißem Wasser gelöst. Wenn nötig, gebe man noch einen Einlauf dazu.

Gedächtnisschwund oder schwaches Gedächtnis
Man gebe eine Mischung aus CF 3x, CP 3x, FP 12x, KM 3x, KP 3x, MP 3x, NM 3x, NP 3x und NS 3x. KP 3x allein 4 x täglich gegeben über 3-4 Wochen bringt oft schon den Erfolg. Bleibt dieser jedoch aus, gebe man über längere Zeit Barium

carbonicum D 200. Zeigt sich immer noch keine Besserung, gebe man eine Mischung aus CF 3x, CS 3x, KP 3x, MP 3x, NM 3x und S 12x, bei Mißerfolg Kalium bromatum D 30, 2 x täglich 1 Tablette. Versagt auch diese Medizin, gebe man über 2-3 Wochen Barium phosphoricum D 30, 3 x täglich 1 Tablette.

Gefühllosigkeit – Taubes Gefühl
Man gebe eine Mischung aus KP 3x und CP 3x oder 12x. Stellt sich kein Erfolg ein, gebe man über 3-4 Tage täglich eine Tablette Aconitum D 30 oder Graphites D 30.

Gefühlsverlust
Man gebe KP 3x.

Geistersehen
Mischung aus KP 3x, MP 3x, NM 3x und NP 3x.

Geistesgestörtheit
Man gebe KP 3x, wenn der Patient ängstlich, furchtsam, schwach und mißtrauisch ist und Angst vor Menschenansammlungen hat, bei geschwätzigen Patienten gebe man Glonoinum D 30.

Zudem gebe man eine Mischung aus CP 3x, KP 3x, NM 3x und S 12x über 2-3 Tage. Bleibt der Erfolg aus, gebe man eine Mischung aus CF 3x, FP 12x, KM 3x, NM 3x und S 12x alle drei Stunden und CP 3x, KP 3x und KM 3x alle 3 Stunden.

Gelbfieber
Bei Gelbfieber handelt es sich um eine akute, fieberhafte Infektionskrankheit, die durch das Gelbfieber-Virus hervorgerufen und durch eine Mückenart übertragen wird. Gelbfieber tritt vor allem im tropischen Mittel- und Südamerika sowie in Afrika südlich der Sahara auf.

Nach einer Inkubationszeit von 3-6 Tagen kommt es zu einem plötzlichen Fieberanstieg auf 39 – 40° C und zur Entwicklung eines schweren Krankheitsbildes mit Allgemeinsymptomen (Kopf- und Gliederschmerzen, Übelkeit und Erbrechen). Nach kurzer Remission am 4. Tag tritt ein erneuter Fieberanstieg mit Leberschwellung, Gelbsucht und Nierenbeteiligung auf. Oft kommt es zum Kreislaufkollaps und zur toxischen Gefäßschädigung, die dann zum Bluterbrechen oder zu Darmblutungen, seltener auch zu Blutabgang über das Harnwegsystem führt. Bei ungünstigem Verlauf tritt in der 2. Woche der Tod ein. Bei günstigem Verlauf kommt es nach kurzer Rekonvaleszenz zu einem völligen Ausheilen.

Man gebe eine Mischung aus FP 12x, KM 3x und NS 3x.

Gelbsucht (Ikterus)

Unter Gelbsucht (Ikterus) versteht man eine hell- bis dunkelgelbe Verfärbung der Haut infolge eines Übertritts von Gallenbestandteilen (Bilirubin und Gallensäure) ins Blut und dann durch das Gefäßendothel in die Haut, die Bindehäute und das übrige Körpergewebe. Gelbsucht kann als Zeichen bei vielen Krankheiten auftreten.

1. Produktionsikterus
   Er entsteht durch vermehrten Hämabbau, wie er z. B. bei allen Formen von Hämolyse und bei der Shunthyperbilirubinämie vorkommt.
2. Transportikterus
   entsteht durch eine Störung des Bilirubintransports von den Lebersinusoiden zu den Mikrosomen der Leberzelle. Diese Ikterusform entsteht bei der intermittierenden Hyperbilirubinämie nach Meulengracht und z. T. vermutlich bei manchen Virushepatitiden bzw. den ikterischen Leberzirrhosen.
3. Konjugationsikterus
   entsteht infolge eines relativen oder absoluten Mangels des Enzyms Glukuronyltransferase, die die Veresterung von Bilirubin mit Glukuronsäure in den Mikrosomen der Leberzelle bewirkt. Diese Art von Ikterus entsteht beispielsweise beim Crigler-Najar-Syndrom, beim physiolo-

gischen neugeborenen Ikterus sowie bei Konjugationsstörungen.

4. Exkretionsikterus
   Er entsteht durch Störung der Ausscheidung von konjugiertem Bilirubin in die Canaliculi, z. B. beim Dubin-Johnson-Syndrom, beim Rotor-Syndrom, der Virushepatitis, der Leberzirrhose, der Alkoholhepatitis, beim Schwangerschaftsikterus, nach bestimmten Medikamenten und bei Ausscheidungsstörungen in die Ductuli bzw. Ductus der Gallengänge, z. B. bei der primär-biliären Leberzirrhose nach bestimmten Medikamenten, bei gutartigen Hyperbilirubinämien nach Summerskill und Walshe sowie bei intrahepatischer Cholostase.
5. Schließlich gibt es noch den extra-hepatischen Ikterus infolge von Gallengangsverschluß, z. B. durch Steine, Tumor oder Papillenstenose, primär-sklerosierende Cholangitis oder Gallengangsatresie. Die hier angegebene Mischung wirkt am wenigsten beim mechanisch-bedingten Ikterus. Bei allen anderen Ikterusformen kann sie mit Erfolg eingesetzt werden.

Man versuche zunächst NS 3x allein, stellt sich keine Besserung ein, gebe man eine Mischung aus KM 3x, KS 3x, NM 3x und NS 3x. Bleibt auch jetzt der Erfolg aus, gebe man eine Mischung aus FP 12x, KM 3x, NM 3x, NP 3x und NS 3x. Ebenfalls sehr nützlich ist einmal wöchentlich eine Tablette China D 200.

Gelenkentzündung (Arthritis)
Bei einem frischen entzündlichen Schub gebe man zunächst NP 3x, viermal täglich 1 Woche lang. Stellt sich nach einer Woche keine Besserung ein, gebe man in gleicher Weise NP 3x. Bringt auch das keinen Erfolg, gebe man eine Mischung aus MP 6x, NM 6x, NP 6x, NS 6 x und S 30x. Läßt diese Mischung in ihrer Wirkung nach, gebe man 3x täglich die ersten 4 Salze als 12x und Silicea als 200x. Bringt die letztgenannte Mischung keine Besserung innerhalb einer Woche, soll man eine Woche lang 2x täglich Bryonia D 30 geben, bei ausbleibender

Wirkung in gleicher Weise Rhus toxicodendron D 30 oder Colchicum D 30.

Wirkt auch das nicht, gebe man 2x täglich Urtica urens D 30 und wenn auch das keine Besserung bringt, in gleicher Weise Ledum D 30. Alte Fälle sprechen gut auf eine Mischung aus MP 6x, NM 6x, NP 6x, NS 6x und S 30x an.

Siehe auch unter Rheumatismus.

Bei Entzündungen der Gelenkkapsel gebe man eine Mischung aus CF 12x, CP 12x, FP 12x, NM 12x und S 12x.

Gerstenkorn (Hordeolum)

Das Hordeolum ist ein Abszeß der Liddrüsen.
Mischung aus CF 3x, FP 12x, KM 3x und S 12x.

Geruchsverlust (Anosmie)

Unter Anosmie versteht man die völlige Aufhebung des Geruchsvermögens. Sie kann bei Tumoren des Stirnhirns, der Olfaktoriusrinne und der Sellagegend sowie nach traumatichen Hirnschädigungen, aber auch nach Erkältungen auftreten.

Die hier angegebene Mischung eignet sich für Behandlung des Geruchsverlusts bzw. der Geruchsminderung nach entzündlichen Nasenerkrankungen.

Mischung aus KS 3x, NM 3x und S 12x.

Geschmack, bitter

Mischung aus CF 3x, CP 3x oder 12x, KM 3x, KP 3x, MP 3x, NM 3x, NP 3x, NS 3x und S 12x.

Geschmack, süßlich

CP 3x oder 12x.

Geschmacksverlust

Das Schmecken aromatischer Qualitäten (Gewürze) geschieht über die Geruchsnerven. Störungen siehe Geruchsverlust. Die Qualitäten bitter, sauer, süß und salzig werden von den vorderen Zungenanteilen wahrgenommen und über den Trigeminusnerv, später den Fazialisnerv weitergeleitet. Die Empfindung der hinteren Zunge und des Gaumens leitet der Nervus glossopharyngeus, der 9. Hirnnerv. Störungen des Geschmacks können also von Schädigungen vielerlei Hirnnerven herrühren. Die hier angegebene Mischung eignet sich vor allem zur Behandlung von Störungen, die Folge von Entzündung im Nasen-Rachenraum oder sog. rheumatischen Erkrankungen des Gesichtsnervs (Nervus facialis) sind. Man gebe CF 3×.

Geschwüre
Man gebe eine Mischung aus CF 3x, CP 3x oder 12x, KP 3x, NM 3x und NS 3x, bei ausbleibender Wirkung eine Mischung aus CF 3x, CP 3x oder 12x, CS 3x, FP 12x, KM 3×, KP 3x, KS 3x, NM 3x, NP 6x, NS 6x, S 12x. Symphytum D 6 oder D 30 2-3 x täglich ist sehr nützlich.

Gestank – Riechen (Kakosmie)
NP 3×.

Gicht
Gicht ist eine teils in akuten Schüben, teils von vornherein chronisch verlaufende Stoffwechselstörung im Purinstoffwechsel. Sie ist durch Abscheidung von harnsauren Salzen an verschiedenen Körperstellen, besonders in den Gelenken und ihrer Umgebung charakterisiert. Man unterscheidet eine primäre Gicht als angeborenen Stoffwechseldefekt und eine sekundäre Gicht, die bei Krankheiten des blutbildenden Systems und bei Nierenfunktionsstörungen auftritt.

Der akute Gichtanfall tritt meist nachts oder frühmorgens auf. Es kommt zu heftigsten Schmerzen, vor allem im Zehengrundgelenk, selten im Sprung-, Fuß- oder Fußwurzelgelenk oder in den Knien. Das betroffene Gelenk ist hochrot und oft teigig geschwollen. Es fühlt sich heiß an und ist äußerst druckschmerzhaft. Fast immer ist nur ein Gelenk betroffen.

Bei der chronischen Gicht kommt es zu irreversiblen Deformierungen an den Gelenken.

Komplikationen der Gicht sind die Gichtniere, Nierensteine, erhöhter Blutdruck sowie eine gichtige Erkrankung der Regenbogenhaut (Iridopathia urica).

Die hier angegebene Mischung eignet sich vor allem zur Behandlung der primären Gicht, ist jedoch auch für sekundäre Gichtformen geeignet.

Man gebe eine Mischung aus CF 3x, FP 12x, KM 3x, MP 3x, NP 3x, NS 3x und S 30x eine Woche lang 1 x täglich, bei ausbleibender Wirkung gebe man eine Mischung CS 3x, KP 3x und KS 3x. Urtica urens D 6 oder D 30 2-3 x täglich eine Tablette heilt in manchen Fällen.

Gliederschmerzen (während der Stillzeit)

Man gebe eine Mischung aus KM 3x, MP 3x, NS 3x und S 12x.

Gliederzucken

2 x täglich eine Tablette Zincum metallicum D 30.

Grauer Star (Katarakt)

Der graue Star (Katarakt) ist eine Linsentrübung. Er kann angeboren oder erworben sein. Erworbene Katarakte entstehen traumatisch, bei Diabetes, durch elektrische oder thermische Einflüsse oder bei Nebenschilddrüseninsuffizienz. Beim sogenannten Altersstar handelt es sich um eine degenerative Erkrankung mit Verflüssigung des Linsenkerns.

Die unten angegebene Mischung eignet sich vor allem zur Behandlung erworbener Katarakte.

Man gebe eine Mischung aus MP 3x und NP 3x. Oft genügt 4 x täglich CF 12x allein oder man gebe CP 12x jeden Morgen, KM 12x gegen 9.00 Uhr und CF 12x gegen 17.00 Uhr. Zeigt sich keine Besserung, gebe man eine Mischung aus CF 12x, CP 12x, KM 12x, KS 12x, NM 12x, NS 12x, und S 12x.

Äußerlich gebe man 2 x täglich jeweils einen Tropfen Cineraria maritima in jedes Auge.

Bei beginnendem grauen Star gebe man eine Mischung aus MP 3x, NP 3x und Agaricus D 12.

Obige Mischung in Euphrasia-Wasser gelöst und davon 2 x täglich 1 Tropfen in jedes Auge hat sich bei der Behandlung und Vorbeugung des grauen Stars bewährt.

Grindflechte (Favus)
Es handelt sich dabei um eine besonders im Kindesalter auftretende Fadenpilzerkrankung des behaarten Kopfes. Die Erkrankung ist meldepflichtig. Sie zeigt sich in schwefelgelben, beutligen bis linsengroßen, schüsselförmig gedellten Schildchen. Folge der Erkrankung kann bleibender Haarausfall sein.

Man gebe eine Mischung aus NM 3x und S 12x.

Grippe
Man gebe eine Mischung aus FP 12, KM 3x, NM 3x und NS 3x alle 1-2 Stunden. Rhus toxicodendron D 6, Gelsemium D 30 und Nux vomica D 6 sind ebenfalls sehr nützlich.

Bleibt Husten nach einer Grippe zurück, so gebe man Ammonium carbonicum D 6 oder D 30.

Grüner Star (Glaukom)
Glaukom ist der Sammelbegriff für Krankheiten des Auges mit erhöhtem intraukolarem Druck. Man unterscheidet zwischen einem primären Glaukom ohne erkennbare Ursache und dem sekundären Glaukom, die als Folge von Augenerkrankungen oder Verletzungen auftreten können. Schließlich gibt es noch kongenitale Glaukome infolge einer angeborenen Fehlbildung im Abflußgebiet. Die unten angegebene Mischung ist vor allem zur Behandlung des sekundären Glaukoms geeignet, kann jedoch auch bei anderen Glaukomarten versucht werden.

Man gebe NM 3x 3-4 Tage lang, gehe dann zur 6x, 12x, 30x und schließlich zur 200x über. Jedesmal soll die Medizin 3-4 Tage gegeben werden. Andere Medizinen können entsprechend den Syptomen hinzugefügt werden.

Gürtelrose (Herpes zoster)
Durch Entzündung eines Spinal- bzw. Kopfganglions entstehen halbseitig im Innervationsgebiet des betroffenen Nervs Bläschen auf gerötetem Grund. Den Hautveränderungen gehen oftmals Neuralgien voraus, die besonders bei älteren Patienten auch nach Abheilung der Hauterscheinungen bestehen bleiben können. Vor- und während des Ausbruchs der Gürtelrose kommt es zu Allgemeinerscheinungen infolge von Abgeschlagenheit und Fieber. Besonders im höheren Lebensalter treten dann heftige, brennende und lange Zeit anhaltende, neuralgische Schmerzen auf. Zuweilen kommt es sogar zu Hyperästhesien und Lähmungen, besonders wenn die Hirnnerven (Nervus oculomot. Nervus facialis) betroffen sind.

Man versuche zunächst NM 3x 4-5 täglich allein, dann eine Mischung aus CP 3x oder 12x, KM 3x, KP 3x, MP 3x, NM 3x, NP 3x, NS 3x und S 12x, bei ausbleibender Besserung CS 3x, KP 3x und KS 3x. Sehr nützlich ist auch Cantharis D 6.

Haarausfall
Haarausfall ist ein Symtom vieler internistischer und dermatologischer Erkrankungen.

Die hier angegebenen Mischungen eignen sich zur Behandlung aller Formen von Haarausfall, vorausgesetzt, der Haarfolikel ist noch nicht abgestorben, wie z. B. bei Zuständen nach Bestrahlung mit radioaktiven Substanzen.

Bei beginnendem Haarausfall gebe man eine Mischung aus CP 3x oder 12x, KM 3x, KP 3x, KS 3x, NM 3x, S 12x. Außer der internen Anwendung sollte diese Mischung mit Vaseline vermischt in die Kopfhaut eingerieben werden. Bei ausbleibender Wirkung gebe man Arsenicum album D 6, jeweils 1 Tablette um 7.00 und um 15.00 Uhr.

Ist der Haarausfall bereits in einem solchen Maße fortgeschritten, daß teilweise oder vollständige Kahlköpfigkeit herrscht, gebe man KP 3x allein, bei Versagen eine Mischung aus CP 3x, CS 3x, FP 12x, KP 3x, KS 3x, NM 3x, NP 3x und S 12x zur innerlichen und äußerlichen Anwendung.

Halbseitenlähmung (Hemiplegie) – (s. auch Lähmung)
Halbseitenlähmungen treten als Folge von Durchblutungsstörungen der Hirngefäße bzw. bei Hirnblutungen auf. Die unten aufgeführten Rezepte eignen sich für beide Arten von Halbseitenlähmung.

Man gebe zunächst zwei Wochen lang 2 x täglich 1 Tablette Causticum D 30, dann 1 x wöchentlich Causticum D 200 (2-3 Dosen), dann 1 x monatlich Causticum D 1000 (2-4 Dosen). Stellt sich keine Besserung ein, verabreiche man eine Mischung aus KP 3x, KS 3x und S 12x.

Halsentzündung
Siehe Stimme (Verlust der Stimme). Bleibt eine Besserung aus, gebe man eine Mischung aus CP 3x oder 12x, FP 12x, KM 3x, KP 3x, MP 3x, NM 3x, NP 3x, NS 3x und S 12x, bei ausbleibender Wirkung gebe man eine Mischung aus CF 3x, CS 3x und KS 3x.

Belladonna D 6 oder D 30 2 x täglich eine Tablette ist oft sehr nützlich.

Hämorrhoiden
Hämorrhoiden sind knotenförmige Erweiterungen der arteriell und venös versorgten Corpora cavernosa recti. Sie liegen oberhalb des Afterschließmuskels. Bei Inspektion mit dem Proktoskop erscheinen sie als wulstige Vorwölbung der Schleimhaut. Die sogenannten äußeren Hämorrhoiden sind perianale Hämatome. Diese Blutergüsse stammen aus Venen unter der Analschleimhaut, die bei Anstrengung z. B. bei Bauchpresse zerreißen. Innere Hämorrhoiden haben ihre Ursache meist in einer Bindegewebsschwäche. Man unterschei-

det vier verschiedene Grade der Ausprägung:

1. Leichtes Vorwölben in den Analkanal.
2. Vorfallende Hämorrhoiden beim Pressen, danach aber spontane Reposition.
3. Vorfallende Hämorrhoiden, die sich nicht spontan reponieren lassen, sondern die digital reponiert werden müssen und
4. meist bei älteren Menschen vorkommende große Hämorrhoidenknoten, die nicht mehr digital reponiert werden können.

Symptome der Hämorrhoiden sind meist hellrote Blutungen, Juckreiz, Brennen und Nässen. Oft kommt gleichzeitig eine Entzündung des Mastdarms und Anus hinzu. Wegen der gestörten Ernährungssituation des Gewebes bildet sich auf der Basis eines Hämorrhoidalleidens oft ein Analekzem.

Bei jedem Hämorrhoidalleiden muß ein Mastdarm-Karzinom ausgeschlossen werden. Die unten angegebenen Mischungen eignen sich vor allem zur Behandlung der inneren Hämorrhoiden. Bei äußeren Hämorrhoiden erfolgt die Behandlung wie die eines Blutergusses (s. Verletzungen).

Zunächst gebe man 1-2 Tage lang CF 3x, bei ausbleibender Wirkung steigere man die Potenz bis zu 30x. Zeigt sich weiterhin keine Besserung, gebe man eine Mischung aus CF 30x, CP 3x oder 12x, FP 12x, KM 3x, KP 3x, KS 3x, MP 3x, NM 3x, NP 3x, NS 3x und S 12x, bleibt auch jetzt die Wirkung aus, gebe man CS 3x.

Bei blutenden Hämorrhoiden gebe man obige Mischungen mit einer Mischung aus FP 12x, KM 3x und CF 30x abwechselnd.

Händezittern (Tremor)

Die hier angegebene Mischung eignet sich nur für die Behandlung des psychogenen Tremors, also das Zittern bei Aufregung oder Überarbeitung, wie zur Behandlung des essentiellen Tremors, eines hereditär familiären Leidens. Er ist nur begrenzt bzw. nicht geeignet, wenn das Zittern nicht als selbständiges Leiden, sondern im Rahmen neurologischer Erkrankungen auftritt.

Wenn die Hände beim Schreiben zittern, gebe man eine Mischung aus MP 3x, NM 3x, KP 3x, NS 3x und S 12x. Diese Mischung sollte um 8.00, 18.00 und 21.00 Uhr eingenommen werden. Auch Gelsemium D 30 leistet gute Dienste. Es soll morgens zwischen 6.00 und 7.00 Uhr gegeben werden.

Hautleiden
Hautleiden aller Art, einschließlich der Ekzeme, werden oft durch eine Mischung aus CF 3x, CP 3x oder 12x, CS 3x, KM 3x, KP 3x, KS 3x, NM 3x, NP 3x, NS 3x und S 12x geheilt. Bei Ausbleiben der Wirkung tausche man S 12x gegen FP 12x aus.

Heimweh
Man verabreiche KP 3x.

Herzbeschwerden, Herzschmerzen (Angina pectoris)
Darunter versteht man Schmerzen im Brustkorb, meist hinter dem Brustbein, die bis in die linke – gelegentlich auch die rechte – Schulter-Arm-Handregion ausstrahlen können. Häufig findet sich ein gürtelförmiges Engegefühl um den Brustkorb, Erstickungsanfall und Atemnot bis zu Vernichtungsgefühlen und Todesangst. Die Beschwerden können ausgelöst werden durch körperliche Anstrengung, Aufregung, Kälte und evtl. auch durch schwere Mahlzeiten. Ursache ist ein Mißverhältnis von Sauerstoffangebot und Sauerstoffbedarf des Herzens. Gelegentlich findet man jedoch auch als Ursache Störfelder bzw. eine Fehlstellung des 7. Halswirbels, die zu einer Irritation des vegetativen Nervensystems führen.

Man gebe jeweils eine sehr kleine Messerspitze von CF 3x, FP 12x, KM 3x, KP 3x, MP 3x und S 12x in ein 1/4 Glas heißen Wassers (25 cm^3). In kurzen Zeitabständen gebe man je einen Teelöffel der Lösung vermischt mit 4-5 Teelöffel heißen Wassers. Dazu soll der Patient in kurzen Abständen heißes Wasser trinken, um die Wirkung der Medizin zu steigern.

Zur Therapie, aber auch zur Prophylaxe haben sich zudem bewährt: Crataegus ∅ einige Tropfen in etwas Wasser gegeben und halbstündlich teelöffelweise eingenommen, sowie Aconitum D 6, 3 x täglich 1 Tablette.

Herzerweiterung (Dilatatio cordis)
Erweiterungen des Herzens können kompensatorisch auftreten, d. h. daß in diesem Fall das Myokard z. B. bei Erhöhung der Restblutmenge im Herzen, wie bei beginnenden Herzklappenfehlern, gesund geblieben ist, oder aber die Erweiterung ist myogen. Dabei ist das Myokard stets geschädigt, z. B. bei Herzerkrankungen mit dilatativer Hypertrophie bzw. Hyperplasie. Die unten angegebene Mischung kann mit mäßigen Erfolgsaussichten bei beiden Arten angewandt werden. Die Erfolge werden jedoch bei der kompensatorischen Herzerweiterung größer sein.

Man gebe CF 3x allein oder als Mischung zusammen mit FP 12x, KM 3x und KP 3x.

Herzkranzgefäßverschluß
Siehe Thrombose.

Herzklopfen
Herzklopen ist ein vieldeutiges Syndrom. Oft wird nicht unterschieden, ob das Herz nur scheinbar zu heftig oder zu schnell schlägt. Die hier angegebene Mischung eignet sich vor allem zur Behandlung von funktionellen Herzstörungen, also von plötzlich auftretendem Herzrasen bzw. bei der Empfindung, das Herz schlage zu heftig. Sie kann auch gegeben werden, wenn es bereits bei relativ geringen Anstrengungen zu einem übermäßigen Anstieg der Herzfrequenz kommt.

Man behandle mit KP 3x allein oder mit einer Mischung aus CF 3x, CP 3x oder 12x, FP 12x, KM 3x, KS 3x, MP 3x, NM 3x, NP 3x und NS 3x.

Sind die Beschwerden nachts schlechter, füge man die Mischung S 12x hinzu. Oftmals ist auch Calcium arsenicosum D 30 einmal 1 Tablette nützlich.

Herzschlag (Herzinfarkt)
Man versteht darunter eine schwere Schädigung eines Herzmuskelbezirks mit Untergang von Herzmuskelgewebe infolge eines ausgeprägten lokalen Sauerstoffmangels. Die Ursachen für einen Myokardinfarkt sind zur Zeit Gegenstand der wissenschaftlichen Diskussion. Die heute noch am meisten vertretene Meinung geht von der Theorie aus, daß einem Herzinfarkt ein thrombotischer Coronararterienverschluß vorausgeht. Die hier angegebene Mischung verhindert nach einem Infarkt die häufig auftretenden Herz-Rhythmus-Störungen und das Ausbilden eines sogenannten cardiogenen Schocks.

Man gebe eine Mischung aus KP 3x und NM 3x.

Herzversagen (Herzinsuffizienz)
Herzinsuffizienz ist eine Muskelschwäche des Herzmuskels. Das Herz ist nicht mehr imstande, eine genügende Förderleistung zu erbringen, d. h. es hat nicht mehr genug Kraft, die über die Venen herbeitransportierte Blutmenge in die Kreislaufperipherie zu pumpen.

Man unterscheidet je nach dem betroffenen Herzteil zwischen einer Rechts- und einer Linksherzinsuffizienz. Bei der Rechtsherzinsuffizienz staut sich das Blut im großen Kreislauf. Das heißt, es kommt zur Ausbildung von Ödemen, meistens im Beinbereich und Stauungen aller Organe mit Ausnahme der Lunge. Bei der Linksherzinsuffizienz kommt es zur Lungenstauung mit Asthma cardiale und später Lungenödem.

Sind beide Herzkammern von einer Insuffizienz betroffen, so spricht man von einer Globalinsuffizienz (richtiger: biventrikulärer Herzinsuffizienz).

Die häufigsten Ursachen für eine Herzinsuffizienz ist eine Kontraktionsschwäche der Herzkammermuskulatur aufgrund einer Schädigung des Herzmuskels (erhöhter Blutdruck, Herzkranzgefäßerkrankung, Zustand nach Herzmuskelentzündung), aber auch Herzrhythmusstörungen können bei entsprechender Ausprägung zu einer Herzinsuffizienz führen. Herzinsuffizienz gibt es jedoch auch bei primär gesundem Herzmuskel, nämlich dann, wenn herzfremde Erkrankungen zu einer erhöhten Belastung des Herzens führen. Dies ist z. B. bei angeborenen oder erworbenen Herzfehlern, bei Hyperthyreose (Überfunktion der Schilddrüse) und bei verschiedenen anderen Stoffwechselerkrankungen der Fall.

Man verabreiche eine Mischung aus CF 3x, CP 3x oder 12x, KM 3x, KP 3x, NM 3x und S 12x. Diese Medizin eignet sich zur Therapie genauso wie zur Vorbeugung. Ist Herzstillstand eingetreten, muß Herzmassage und Mund-zu-Mund-Atmung durchgeführt wrden.

Hexenschuß
Siehe Rückenschmerzen.

Hirnhautentzündung (Meningitis)
Hirnhautentzündungen, also Entzündungen der Häute des Rückenmarks und des Gehirns können durch Bakterien, Viren, toxisch-allergisch und als Folge von starker Sonnen- oder Strahlenbelastung auftreten. Eine entzündliche Reaktion der Hirnhäute durch Tumoren ist selten. Die häufigste Ursache für Hirnhautentzündungen sind Erkrankungen des Nasen- und Rachenraumes, die bei entsprechender Abwehrschwäche fortgeleitet werden können. Die Symptome der akuten Hirnhautentzündung sind Kopfschmerzen, Erbrechen, plötzliches hohes Fieber, Schüttelfrost, Bewußtseinsstörungen, Kiefersperre, Nackenstarre, Lichtscheu und beschleunigter Puls, gelegentlich jedoch auch ein extrem langsamer Puls (Bradykardie). Bei Beteiligung des Gehirns kommt es zu Augenmuskelstörungen und Gesichtsfeldeinschränkungen.

Man gebe eine Mischung aus CP 3x oder 12x, FP 12x, KM 3x, KP 3x, MP 3x, NM 3x, NS 3x und S 12x. Auch Cicuta virosa D 6, 3 x 1 Tablette täglich, leistet gute Dienste.

Hodenentzündung (Orchitis)
Es handelt sich dabei meist um eine über den Blutweg weitergeleitete Entzündung eines weitab vom Hoden gelegenen Infektionsherdes. Gelegentlich kommt es im Rahmen eines

Mumps zu einer Entzündung des Hodens, die nicht selten Sterilität nach sich zieht. Eine relativ seltene Ursache stellen Verletzungen des Hodens dar.

Die Symptome einer Hodenentzündung entsprechen denen einer Entzündung überhaupt:

Schmerzen, Schwellung, Rötung und Erwärmung des entzündeten Gebietes. Die hier angegebene Mischung hilft unabhängig von der Ursache der Erkrankung.

Man gebe eine Mischung aus CF 3x, CP 3x oder 12x, FP 12x, KM 3x, KS 3x. Bleibt die Wirkung aus, füge man der Mischung MP 3x, NP 3x und S 12x hinzu.

Hornhautblase (Hornhautdystrophie)
Man versteht darunter einen Sammelbegriff verschiedener Hornhauterkrankungen, die alle mit degenerativen Veränderungen der Hornhaut mit schließlicher Hornhauttrübung einhergehen.

Man verabreiche NM 3x sowohl innerlich, als auch als Augenwasser. (2 x täglich 1 Tropfen aufgelöstes NM 3x in jedes Auge um 8.00 und um 18.00 Uhr.)

Hornhautentzündung (Keratitis)
Die Ursachen für eine Entzündung der Hornhaut sind vielfältig. In erster Linie kommen Viruserkrankungen, vor allem durch Herpes-Viren in Frage. Aber auch UV-Schädigungen der Hornhaut, z. B. beim Elektroschweißen können eine Hornhautentzündung verursachen. Weitaus seltener sind entzündliche Erkrankungen der Hornhaut infolge von Ernährungsstörungen (Keratits fasciculosa). Bei Störungen der Tränendrüsensekretion infolge hormonal-nervöser Störungen kann es zu einer diffusen Entzündung des Hornhautgewebes kommen (Keratitis interstitialis = Kearatits parenchymatosa).

Die hier angegebene Mischung eignet sich für alle Arten von Hornhautentzündung.

Man gebe eine Mischung aus CP 3x oder 12x, FP 12x, KM 3x und NM 3x.

Hornhautgeschwür
Man gebe CF 6x 2 x täglich oder eine Mischung aus CP 3x und S 12x. Auch 2 x täglich eine Tablette Zincum metallicum D 30 hat sich bewährt.

Hühneraugen
Man verabreiche sowohl innerlich als auch äußerlich eine Mischung aus CF 3x, KM 3x, NM 3x und S 12x.

Husten
Man gebe eine Mischung aus CF 3x, CP 3x oder 12x, FP 12x, KM 3x, KP 3x, KS 3x, MP 3x, NM 3x, NP 3x, NS 3x und S 12x alle 2 bis 3 Stunden. Stellt sich keine Besserung ein, gebe man CS 3x, bleibt auch dann eine Besserung aus, gebe man die Mischung für Bronchitis.

Hysterie
Der Begriff der Hysterie wird in der Psychiatrie nicht einheitlich gebraucht. Ursprünglich verstand man darunter psychogene Verhaltensweisen oder bestimmte Charakterstrukturen. Heute versteht man darunter eher eine gewisse Symptomatologie bei spezifischer Neurosenstruktur.

90 % der Fälle werden durch Ignatia D 30, 3 x täglich 1 Tablette geheilt. Zeigt sich nach einer ausreichend langen Behandlung mit Ignatia keine Besserung, gebe man KP 3x allein. Reicht diese Potenz nicht aus, steigere man über KP 6x, KP 12x bis zu KP 30x. Zeigt sich noch immer keine Besserung, verabreiche man eine Mischung aus FP 12x, KM 3x, MP 3x, NM 3x und S 12x.

Kältegefühl
Man gebe CP 3x.

Karbunkel

Karbunkel bedeutet wörtlich übersetzt: Fressendes Geschwür. Man versteht darunter eine Gruppe von mehreren, tief beieinanderstehenden und ineinander übergehenden Furunkeln (siehe diese). Karbunkel werden bis handtellergroß und finden sich besonders an Nacken und Rücken. Diabetiker sind für diese Krankheit prädisponiert.

Zunächst gebe man eine Mischung aus CF 3x und KP 3x. Bleibt eine Heilung aus, verabfolge man eine Mischung aus CF 3x, FP 12x, KM 3x, KP 3x und S 12x. Bleibt auch dann die Wirkung aus, gebe man CS 3x.

Oft ist Acidum carbolicum nützlich.

Kehlkopfentzündung

Man gebe eine Mischung aus CF 3x, CP 3x oder 12x, CS 3x, FP 12x, KP 3x, NM 3x und NP 3x.

Keuchhusten

Keuchhusten ist eine durch Bordetella pertussis hervorgerufene Infektionskrankheit mit für diese Krankheit charakteristischen Hustenanfällen.

Übertragung erfolgt meist durch Tröpfcheninfektion. Nur 10 % der Kinder erkranken im Säuglingsalter, dann allerdings ist diese Krankheit äußerst gefährlich und verläuft nicht selten tödlich. 80 % der Kinder befinden sich im Vorschulalter.

Die Inkubationszeit beträgt 7-14 Tage.

Die Krankheit verläuft in mehreren Stadien. Zuerst kommt es zu einem sogenannten katarrhalischen Stadium, das 7-14 Tage andauert. Es ist durch eine Entzündung der Nasen- und Rachenschleimhäute gekennzeichnet; manchmal gesellt sich eine Entzündung der Bindehäute dazu. Die Temperaturen sind nur wenig erhöht. Der Husten ist meist uncharakteristisch. Nach etwa 3-6 Wochen geht die Krankheit in das convulsivische Stadium über. Im Vordergrund der Beschwerden stehen typische Keuchhusten-Anfälle: das sind heftige stakkatoartige Hustenstöße mit vorgestreckter Zunge, gefolgt von einer ziehenden, juchzenden, weithin hörbaren Einatmung, infolge der Verengung der Stimmritze. Nach mehreren Hustenanfällen wird oft ein zäher, glasiger Schleim, häufig mit Erbrechen, ausgestoßen.

Im letzten Stadium, das 2-6 Wochen dauert, kommt es zu einem allmählichen Abnehmen der Krankheitserscheinungen.

Mögliche Komplikationen sind die Keuchhusten-Pneumonie und noch seltener eine Mitbeteiligung des Gehirns.

Keuchhusten-Anfälle können eine stumme Infektion, z. B. die Tuberkulose aktivieren. Als Spätfolge finden sich nicht selten Erweiterungen der Bronchien (Bronchiektasen).

Zunächst gebe man MP 3x in heißem Wasser gelöst bei jedem Hustenanfall: dazu 2 x täglich 1 Tablette Drosera D 30. Diese Therapie soll einige Tage beibehalten werden. Dann gebe man 1 x wöchentlich 1 Tablette Drosera D 200. Bleibt die Heilung aus, gebe man alle 2-3 Stunden KS 3x in Wasser gelöst. Zeigt sich auch dann keine Wirkung, füge man MP 3x hinzu. Versagt auch diese Maßnahme, gebe man eine Mischung CF 3x, CP 3x oder 12x, FP 12x, KM 3x, KP 3x, KS 3x, MP 3x, NM 3x und S 12x. Gegebenenfalls steigere man die Potenzen der einzelnen Salze auf 6x (Ausnahme FP und S).

Kindbettfieber (Puerperalfieber)

Unter Puerperalfieber versteht man jeden fieberhaften Krankheitsprozeß, der durch Eindringen von pathogenen Bakterien in eine der Geburtswunden entsteht. Die Infektion erfolgt meist unter der Geburt durch verunreinigte Hände oder Instrumente des Geburtshelfers.

Die Infektionen können lokal begrenzt sein, sich jedoch auch über den ganzen Körper verbreiten (Puerperalsepsis).

Symptome des Kindbettfiebers sind hohes, meist remittierendes Fieber mit Schüttelfrösten, stark beschleunigter, weicher Puls, beschleunigte Atmung, hochgradiger Anämie mit Leukozytose und Linksverschiebung.

Psychopathologisch auffällig ist ein Wechsel zwischen Euphorie und Benommenheit. Bei ungünstigem Verlauf kommt es auch heute noch zum Tod durch Kreislaufversagen.

Man gebe eine Mischung aus FP 12x, KM 3x und KP 3x; treten Krämpfe auf, so füge man der Mischung MP 3x und NM 3x hinzu. Bleibt die Heilung aus, gebe man eine Mischung aus CF 3x, CP 3x, CS 3x und S 12x.

Alle vier Stunden gebe man 1 Tablette Arnica D 6 oder D 30.

Kinderlähmung (Poliomyelitis)
Kinderlähmung ist eine entzündliche Erkrankung des zentralen Nervensystems, vornehmlich der grauen Substanz, die durch Kinderlähmungsviren hervorgerufen wird. Sie als eine Kinderkrankheit zu bezeichnen, ist unrichtig, da auch Erwachsene von dieser Krankheit befallen werden können.

Als Eintrittspforte spielt der Verdauungstrakt eine wichtige Rolle. Andere Infektionswege sind von geringerer Bedeutung.

Nach einem Infektionsstadium mit katarrhalischen Erscheinungen der oberen Luftwege oder des Darmkanals (Durchfall), mäßigen Temperatursteigungen (oft diphasisch = Dromedarfiebertyp), Kopf-, Rücken- und Gliederschmerzen, starkem Schwitzen und allgemeiner Überempfindlichkeit gegen Berührung, gelegentlich auch Nackensteifigkeit, kommt es etwa in der 3. Woche zum Lähmungsstadium. Das Lähmungsstadium kann allerdings auch ohne das infektiöse Stadium unmittelbar auftreten. Unter Absinken der Temperatur kommt es im Lähmungsstadium zu einer raschen Folge asymmetrischer, schlaffer Lähmungen verschiedener Ausprägung. Sensibilitätsstörungen finden sich nicht.

Im sogenannten Reparationsstadium kann es zum völligen Ausheilen oder teilweisen Rückgang der Lähmungen kommen. Nach 1 1/2 Jahren ist die Rückbildung der Lähmungen endgültig abgeschlossen. Noch verbleibende Lähmungen sind dann nicht mehr rückbildungsfähig.

Im sogenannten Spätstadium dominieren trophische Störungen und Kontrakturen in Form von Veränderungen am Skelett und an den Gelenken.

Die hier aufgeführte Mischung ersetzt keine Impfung und auch nicht die ärztliche Behandlung. Sie kann jedoch die Aussichten für eine vollständige Reparation weitaus günstiger gestalten, wenn man sie bei Diagnosesicherung einsetzt.

Man gebe 2 x täglich 1 Tablette Gelsemium D 30 und 2 x täglich 1 Tablette Causticum D 30 ein bis zwei Wochen lang. Danach etwa einen Monat lang 1 x wöchentlich 1 Tablette Causticum D 200. Stellt sich keine Besserung ein, gebe man 2 x täglich KP 30x in etwas Wasser gelöst, bleibt auch diese Maßnahme ohne Erfolg, gebe man 1 x täglich KP 200x zwei oder drei Dosen. Zeigt sich immer noch keine Besserung, versuche man eine Mischung aus KS 3x und MP 3x.

Kind schreit
Man gebe alle ein bis zwei Stunden eine Tablette Chamomilla D 6. Auch NP 3x ist sehr nützlich.

Knieentzündung
Man gebe CF 3x allein und steigere allmählich zu höheren Potenzen.

Knochenbruch
Die hier aufgeführte Mischung verbessert die Kallusbildung und verhindert die Ausbildung von Pseudarthrosen bei allen Arten von Knochenbrüchen.

Man gebe innerlich wie äußerlich eine Mischung aus CF 3x, CP 3x oder 12x, FP 12x und S 12x. Dazu empfiehlt sich die Gabe von Symphytum D 6, morgens 1 Tablette und Ruta D 6 abends 1 Tablette.

Knochenentzündung
Man gebe, besonders wenn Eiterungsgefahr besteht, eine Mischung aus CF 3x, CP 3x und S 12x.

Knochenvergrößerung
Hierher gehört jedes anormale Knochenwachstum, z. B. Fersensporn und Überbein. Man gebe CF 3x allein oder eine Mischung aus CF 3x, CP 3x oder 12x und S 12x.

Kollaps

Kollaps, eigentlich Kreislaufkollaps, ist ein Schockzustand infolge eines Versagens der peripheren Kreislaufregulation.

Bei sehr niedrigem Blutdruck gebe man eine Mischung aus CP 200x, NP 200x und NM 200x.

Ebenfalls von Nutzen ist 3 x täglich eine Tablette Zincum phosphoricum D 30.

Steht bei den Beschwerden Übelkeit im Vordergrund, so wird Ipecacuanha D 6 oft heilen. Zeigt das Beschwerdebild abwechselnd Lachen und Weinen, so ist Hyoscyamus niger D 30 angezeigt.

Man gebe eine Mischung aus CP 3x oder 12x, KP 3x und NM 3x. Zusätzlich kann man geben: Carbo vegetabilis D 6 bei ausgeprägtem Lufthunger, Veratrum album D 6 bei großer Schwäche und Kälte des Körpers, Arsenicum album D 6 bei Zittern, Durst auf kleine Trinkmengen, Unruhe, Schwäche und Todesfurcht.

Konzentrationsschwäche

Man gebe eine Mischung aus CP 3x oder 12x, FP 12x, KM 3x, KP 3x, MP 3x, NM 3x und S 12x.

Kopfschmerz

Man gebe eine Mischung aus CF 3x, CP 3x oder 12x, FP 12x, KM 3x, KP 3x, KS 3x, MP 3x, NM 3x, NP 3x, NS 3x und S 12x; bleibt die Wirkung aus, gebe man eine Mischung aus CF 3x, CS 3x und KS 3x. Zeigt sich auch dann keine Wirkung, gebe man alle zwei Wochen eine Tablette NM D 200 gegen 18.00 Uhr abends. Oftmals sind Glonoinum D 6, Belladonna D 6 oder Nux vomica D 6 sehr von Nutzen. Bei chronischem Kopfschmerz hat sich die Einnahme einer Mischung aus CP 200x, CS 200x und NM 200x einmal wöchentlich bewährt.

Bei einseitigem Kopfschmerz gebe man eine Mischung aus NM 3x und S 12x.

Körnerkrankheit (Trachom)
Trachom bzw. Körnerkrankheit ist eine durch Chlamydien hervorgerufene Erkrankung der Hornhaut und Bindehäute des Auges. Auffällig ist der sehr langsame Verlauf der Krankheit. Die Krankheit ist durch Wucherungen und Vernarbungen der Hornhaut gekennzeichnet, die im Endstadium zu einem völligen Verlust des Augenlichtes führen.

Die Krankheit ist in allen tropischen und subtropischen Regionen der Erde mit niedrigem Hygienestand verbreitet und stellt die häufigste Ursache der Erblindung dar. Auf der Welt erkranken jährlich 400-500 Millionen Menschen an der Körnerkrankheit.

Meist reicht KM 3x allein aus; wenn nicht, gebe man eine Mischung aus KM 3x, NM 3x und NS 3x.

Kräftigung
Zur allgemeinen Körperkräftigung gebe man eine Mischung aus CP 3x, KP 3x und NM 3x.

Krampfadern (Varizen)
Man unterscheidet zwischen primären und sekundären Varizen. Die ersteren sind Folge einer angeborenen Bindegewebsschwäche oder minderwertigen Venenklappen. Sie treten meist nach der Pubertät auf. Ihre Entstehung wird durch stehende Tätigkeit, Übergewicht und Schwangerschaft gefördert. In der Regel verursachen sie keine Beschwerden, so lange die Verbindungsvenen zwischen oberflächlichen und tiefen Venen (Vv perforantes) und die Muskelpumpe intakt sind.

Sekundäre Varizen entwickeln sich an normal angelegten Venen meist infolge einer tiefen Venenentzündung (Thrombophlebitis) oder aber einer Insuffizienz der Verbindungsvenen (Vv perforantes). Das Blut staut sich in den tiefen Venen, deren Klappen durch die Thrombose zerstört sind und wird durch die Vv perforantes in die oberflächlichen Venen gepreßt. Ihre Klappen werden dann ebenfalls insuffizient, die Wände werden überdehnt und es entstehen sekundäre Varizen.

Man gebe eine Mischung aus CF 3x, CP 3x, NM 3x und S 12x. Bei Ausbleiben der Besserung, gebe man 2 x täglich 1 Tablette Zincum metallicum D 30.

Krämpfe
Man gebe MP 3x allein. Bleibt eine Besserung aus, gebe man eine Mischung aus CP 3x oder 12x, FP 12x, KM 3x, KP 3×, KS 3x, MP 3x und NM 3x. Die Mischung wird in heißem Wasser aufgelöst und in kurzen Abständen getrunken.

Krebs
Es wäre unverantwortlich zu behaupten, die hier angegebenen Mittel seien in der Lage, Krebs zu heilen. Es wäre aber auch töricht, die Augen vor den mit Schüßler Salzen erzielten Heilungen zu verschließen. Generell kann man sagen, daß die Homöopathie und die Biochemie (Therapie mit Schüßler Salzen) in der Lage sind, einen inoperablen Krebs günstig zu beeinflussen, d. h. die Schmerzen zu lindern und den Allgemeinzustand zu verbessern.

Man beginnt die Therapie zunächst mit Hydrastis D 30 2 x täglich 1 Tablette über mehrere Tage. Stellt sich eine Besserung ein, behalte man die Therapie bei; bei ausbleibender Besserung steigere man die Potenz auf Hydrastis D 200 einmal wöchentlich 1 Tablette und dann auf Hydrastis D 1000 1 Tablette alle 2 Wochen.

Dann gebe man eine Mischung aus CF 3x, CP 3x, CS 3x, FP 12x, KP 3x, MP 3x, NM 3x, NS 3x und S 12 für 1-2 Wochen. Stellt sich keine Besserung ein, gebe man eine Mischung aus CF 3x, CP 3x, KM 3x, KP 3x, KS 3x, NM 3x, NP 3x, NS 3x und S 12x. Diese Mischung sollte um 8.00 Uhr, 12.00 Uhr, 16.00 Uhr und 20.00 Uhr verabreicht werden. Stellt sich eine Besserung ein, die aber bald zum Stillstand kommt, gebe man obige Mischung, erhöhe aber mit Ausnahme von Silicea die Potenz auf 6x, später auf 12x. Sie sollte 3 x täglich gegeben werden.

Später erhöhe man dann alle Potenzen auf 30x mit Ausnahme von Silicea, daß man in der 200x gibt; die Mischung wird dann 2 x täglich gegeben mit Silicea 1 x wöchentlich.

Noch später dann erhöhe man alle Potenzen auf 200x und gebe die Mischung 1 x täglich. Silicea wird dann in der 1000x 1 x wöchentlich verabreicht.

Allmorgendlich sollte Sulfur D 30 gegeben werden, jeden Abend Hydrastis D 30. Zur Bekämpfung der Karzinomschmerzen gebe man FP 12x und KP 12x, im Falle des Versagens eine Mischung aus CF 200x, NS 200x und S 200x.

Bei Gebärmutterkrebs ist Arsenicum jodatum D 6 (2 x täglich 1 Tablette) sehr nützlich, bei Brustkrebs ist Carbo animalis D 30 angezeigt.

Kropf

Man gebe eine Mischung aus CF 3x, CP 3x oder 12x, MP 3x, NM 3x, NP 3x und S 12x. Stellt sich innerhalb von 2 Wochen keine Besserung ein, gebe man Jodum D 200 zur Vollmondzeit und wiederhole diese Dosis 3-4 x jeweils bei Vollmond. Zeigt sich immer noch keine Besserung, gebe man Jodum D 1000 und verfahre in gleicher Weise.

Krupp

Unter Krupp versteht man eine Entzündung und Schwellung der Kehlkopfschleimhaut und Stimmbänder bzw. eine starke Verschleimung der Luftröhre, die zu einem charakteristischen heiser-bellendem Husten, Fieber und zunehmender evtl. sogar bedrohlicher Atemnot führt.

Man gebe KM 3x allein; bei ausbleibender Besserung gebe man eine Mischung aus CF 3x, CP 3x oder 12x, FP 12x, KM 3x, KP 3x, KS 3x, MP 3x und NM 3x. Bleibt auch dann eine Besserung aus, gebe man eine Mischung aus CS 3x, KS 3x, NP 3x, NS 3x und S 12x.

Kurzsichtigkeit (Myopie)

Bei der Kurzsichtigkeit vereinigen sich die in das Auge einfallenden Lichtstrahlen vor der Netzhaut, weil die Brechung der Strahlen im Auge zu stark ist (Brechungs-Myopie) oder aber der Augapfel zu lang ist (Achsen-Myopie). Von diesen gutartigen Formen der Kurzsichtigkeit wird die progressive fortschreitende maligne Myopie mit Augenhintergrundsveränderungen unterschieden. Es kommt dabei zu einer zunehmenden Degeneration der Aderhaut mit ringförmiger Zurückziehung der Aderhaut von der Pupille. Bei dieser Form der Kurzsichtigkeit handelt es sich vermutlich um eine Bindegewebeschwäche mit erhöhter Dehnbarkeit des Augapfels, die bis zum Ende des Lebens unaufhaltsam fortschreitet.

Das hier angegebene Behandlungskonzept eignet sich zur Behandlung der Brechungs- und Achsen-Myopie, kann jedoch auch, allerdings mit geringerer Erfolgsaussicht, bei der malignen Myopie versucht werden, um den Krankheitsprozeß zu verlangsamen.

Man gebe täglich CF 200x, bei ausbleibender Besserung 6 x wöchentlich NM 200x gegen Sonnenuntergang.

Lähmung bei alten Leuten
Man gebe 2 x täglich 1 Tablette Conium D 30.

Lähmung des Gesichts oder einzelner Gliedmaßen
Man gebe KP 30x und Causticum D 6 jeweils 1 x täglich. Bleibt die Wirkung aus, gebe man Gelsemium D 30. Stellt sich auch dann kein Erfolg ein, gebe man KP 30x 2 x täglich. Auch Aconitum D 30 ist oft sehr nützlich.

Lähmung (halbseitig)
Bei plötzlich auftretenden Lähmungen gebe man Aconitum D 6 oder D 30 alle 4 Stunden. Bleibt ein Erfolg aus, gebe man jeweils eine Dosis Causticum D 30 und KP 30x. Bei linksseitigen Lähmungen gebe man zusätzlich eine Mischung aus KP 3x, NP 3x und MP 3x, bei rechtsseitigen Lähmungen eine Mischung aus KM 3x, KP 3x, NP 3x und S 12x, jeweils alle 2 Stunden.

Lähmungen bei Kindern
Man gebe 2 x täglich eine Tablette Gelsemium D 30.

Lähmung (Schüttellähmung)
Die Schüttellähmung oder Parkinsonismus beruht auf einer Degeneration der Zellen der Substantia nigra, einem wichtigen Teil des extrapyramidalen Systems, das für unwillkürliche Bewegungsabläufe zuständig ist. Sie ist gekennzeichnet durch Bewegungsarmut, die sich in mangelhafter oder fehlender Mimik, leiser monotoner Sprache, Verlangsamung aller Bewegungen, vor allem der normalen Mitbewegungen, einem kleinschrittig schlurfenden Gang und Störungen beim Abbremsen einer Bewegung zeigt. Weiterhin besteht eine Erhöhung des Muskeltonus im Sinne eines Rigor, d. h. eine Steifheit der Muskulatur, die bei passiver Bewegung von Anfang bis Ende gleichmäßig spürbar ist und dabei an den Widerstand erinnert, den eine Wachskerze dem Abbiegen entgegensetzt. Bei langsamen passiven Bewegungen sind oft rhythmische Sperrungen des Bewegungsablaufes spürbar. Dieses Phänomen wird Zahnradphänomen genannt.

Schließlich findet sich ein grobschlägiges Ruhezittern (Ruhetremor) mit einer Frequenz von etwa 4-6 Schlägen pro Sekunde. Dieses Zittern wechselt in seiner Intensität. Bei Absichtsbewegungen verringert sich das Zittern oder hört ganz auf. Deshalb ist auch die Schrift des Patienten nicht zittrig.

Die Schüttellähmung kommt als eigenständige vererbbare Erkrankung vor, sie findet sich jedoch auch nach Gehirnentzündungen bei der sogenannten Polyzythämie, einer Vermehrung aller Blutbestandteile und bei Vergiftungen. Vor allem Mangan- und Kohlenmonoxydvergiftungen können dieses Krankheitsbild hervorrufen, aber auch bestimmte Medikamente, wie Rauwolfia-Abkömmlinge und manche Psychopharmaka.

Man gebe eine Mischung aus CP 3x oder 12x, KP 3x auch MP 3x, dazu 2 x täglich 1 Tablette Gelsemium D 30.

Laufen (Verzögerung des Laufenlernens)
Man gebe CP 3x.

Leberbeschwerden bei Kleinkindern
Man gebe 2 x täglich 1 Tablette Arsenicum album um 6.00 und

um 15.00 Uhr. Bringt diese Medikation in 1-2 Wochen keinen Erfolg, gebe man eine Mischung aus CF 12x, CP 12x, FP 12x, KM 12x, KP 12x, KS 12x, MP 12x, NM 12x, NP 12×, NS 12x und S 12x 3 x täglich 1 Woche lang. Bleibt auch dann der Erfolg aus, gebe man CS 12x.

Leberschwäche
Man gebe eine Mischung aus KM 12x und NS 12x; 2 x täglich 1 Tablette Arsenicum album D 30 um 6.00 und um 15.00 Uhr ist sehr nützlich.

Leververgrößerung bei Kindern
Man gebe 2 x täglich 1 Tablette Arsenicum album D 6 um 7.00 und um 20.00 Uhr. Bei ausbleibender Wirkung gebe man 1 x wöchentlich 1 Tablette Arsenicum album D 200. Zusätzlich verabreiche man CP 30x 1 x täglich.

Leistenbruch
Man gebe eine Mischung aus CF 3x, CP 3x oder 12x, FP 12x, KM 3x, NM 3x und S 12x, zusätzlich alle 4 Stunden 1 Tablette Tabacum D 6.

Lepra
Lepra ist ein durch Mycobacterium leprae hervorgerufene Infektionskrankheit der Haut mit Neigung zu Ernährungsstörungen, Lähmungen und Verstümmelungen. Sie kommt in Europa kaum mehr vor.

Nach einer Inkubationszeit von 2-5 Jahren kommt es zur Ausbildung der typischen Lepraerscheinungen. Zwei Formen werden unterschieden: die tuberkuloide Lepra mit starker Gewebsreaktion, Nervenschädigungen und relativ guter Prognose sowie geringer Ansteckung und die lepromatöse Lepra mit fehlender Gewebsreaktion, massiver Infiltration der Haut und schlechter Prognose. Die Ansteckung ist bei dieser Lepraform erhöht. Zwischen diesen beiden existieren zahlreiche Zwischenformen.

Zur Behandlung der Geschwüre beginne man mit einer Mischung aus CF 3x, CP 3x, KM 3x, KP 3x, KS 3x, NM 3x, NP 3x, NS 3x und S 12x. Stellt sich innerhalb 1-2 Wochen keine Besserung ein, gebe man 1 x wöchentlich CP 200x und S 12x. Zeigt sich auch dann keine Besserung, gebe man 1 x monatlich Graphites D 200.

Leukämie

Leukämie ist eine in der Regel unheilbare Erkrankung der weißen Blutzellen. Die Ätiologie ist unbekannt. Man unterscheidet drei Hauptformen: 1. die akute Leukämie, die unbehandelt in wenigen Wochen bis Monaten tödlich verläuft. 2. die chronisch myeloische Leukämie und 3. die chronisch lymphatische Leukämie. Die beiden letzten treten in der Regel in höherem Lebensalter auf. Die Krankheitsverläufe sind länger als bei der akuten Leukämie.

Bei der akuten Leukämie finden sich vor allem Symptome infolge der Anämie (Blutarmut) und infolge des Befalls anderer Organe durch Metastasen. Bei den chronischen Leukämieformen findet sich eine äußerst variable klinische Symptomatik. Häufig sind symmetrische Lymphknotenanschwellungen sowie Vergrößerungen von Leber und Milz zu finden.

Die hier angegebene Mischung kann bei allen Leukämieformen versucht werden.

Man gebe 4 x täglich NS 3x. Bei Ausbleiben der Besserung, gebe man eine Mischung aus CP 3x oder 12x, FP 12x, KP 3x, NM 3x, NS 3x und S 12x um 8.00, 12.00, 16.00 und 20.00 Uhr.

Lichtscheu

Man gebe eine Mischung aus CF 3x, CP 3x, MP 3x, NM 3x, NP 3x und S 12 x. Zusätzlich verordne man 2 x täglich Euphrasia-Augentropfen (4-5 Tropfen Euphrasia ∅ auf 30 cm^3 Wasser).

Lidrandentzündung

Man gebe eine Mischung aus KM 3x und NP 3x.

Lippen (rissig, aufgesprungen)
Man gebe eine Mischung aus CF 3x, MP 3x und NM 3x. Ebenfalls sehr nützlich ist 2 x täglich 1 Tablette Antimonium crudum D 30 oder Acidum nitricum D 30.

Lungenblähung
Man gebe eine Mischung aus CF 3x, CP 3x oder 12x, CS 3x, FP 12x, NM 3x und S 12x.

Lungenentzündung (Pneumonie)
Man unterscheidet zwei Hauptformen, die lobäre oder Lappenpneumonie und die Bronchopneumonie. Die Symptome bei der Lappenpneumonie sind hochakuter Beginn, meist ohne Vorboten mit Schüttelfrost und schnellem Temperaturanstieg oft bis 40 Grad Celsius. Der Puls ist auf ca. 120 Schläge/Minute beschleunigt. Es finden sich schwere Beeinträchtigungen des Allgemeinbefindens in Form von Kopfschmerzen, Erbrechen, Abgeschlagenheit, Tachy- und Dyspnoe. Bei der Beobachtung der Atembewegungen findet sich ein Nachschleppen der erkrankten Thoraxseite, die Atemzüge sind gewöhnlich infolge des Seitenstechens oberflächlich. Die Stimme ist klanglos und etwas heiser. Husten ist nicht obligat.

Der Auswurf ist zunächst uncharakteristisch, flüssig mit gelegentlich kleinen Blutbeimengungen. Vom zweiten Tage der Erkrankung an nimmt er jedoch seine typisch rostbraune Färbung mit kleinen Fibringerinnseln an oder ist rein blutig.

Bei der Bronchopneumonie steigt das Fieber für gewöhnlich langsam an. Es findet sich vor allem bei Kindern häufig eine Blaufärbung der Lippen, gelegentlich des Gesichts. Bei kleinen Kindern läßt sich oft eine Nasenflügelatmung beobachten. Der Auswurf ist von schleimig-eitriger oder mehr eitriger Beschaffenheit.

Die hier angegebene Mischung eignet sich sowohl für die Behandlung der Lobär- als auch der Bronchopneumonie.

Man gebe alle 2 Stunden im Wechsel je 1 Tablette Bryonia D 6 und Phosphorus D 6. Bei Erleichterung sind die Zeitabstände zu vergrößern. Zusätzlich empfiehlt sich die Einnahme einer Mischung aus CP 3x oder 12x, FP 12x, KM 3x, KP 3x, KS 3x, MP 3x, NM 3x, NS 3x alle 2 Stunden. Bleibt eine Wirkung aus, gebe man eine Mischung aus CS 3x und S 12x.

Magen-Darmentzündung
Man gebe eine Mischung aus CP 3x oder 12x, FP 12x, KM 3x, KP 3x, MP 3x, NM 3x und NS 3x. Bei Ausbleiben der Wirkung verwende man die unter Cholera angegebene Mischung.

Magen-Darm-Geschwüre
Magengeschwüre entstehen meist auf dem Boden einer chronisch-atrophischen Gastritis (chronische Magenschleimhautentzündung) mit verminderter Widerstandskraft der Magenschleimhaut und herabgesetzter Magenschleimproduktion. Oft liegen Störungen in der Gallebildung vor. Bestimmte Medikamente können die Ausbildung von Magengeschwüren fördern (Azetylsalicylsäure, Phenylbutazon, Alkohol, Cortison). Es findet sich meist nur eine kurze Vorgeschichte. Der Patient klagt über Druck- und Völlegefühl nach den Mahlzeiten, Aufstoßen, Sodbrennen, saures Erbrechen und Schmerzen im Oberbauch. Gelegentlich kommt es zum Erbrechen von Blut oder zu Teerstühlen.

Beim Zwölffingerdarmgeschwür (Ulcus duodeni) sind die Entstehungsmechanismen vielfältig. Neben einer entsprechenden psychischen Konstitution spielt eine Fehlregulation des vegetativen Nervensystems im Sinne eines erhöhten Vagotonus mit erhöhter Säure-Pepsinproduktion eine ausschlaggebende Bedeutung.

Im Gegensatz zum Magengeschwür findet sich beim Geschwür des Zwölffingerdarms ein Nüchtern- bzw. Hungerschmerz. Die Schmerzen treten vor allem nachts auf. Der Hauptschmerzpunkt befindet sich meist zwischen dem Nabel und der Mitte des rechten Rippenbogens, während beim Magengeschwür die Schmerzen an der Spitze des Schwertfortsatzes des Brustbeins lokalisiert sind. Zwölffingerdarmgeschwüre zeigen eine jahreszeitliche Häufung im Frühjahr und Herbst.

Man gebe eine Mischung aus CF 3x, CP 3x oder 12x, KP 3x, NM 3x und NS 3x. Im Falle des Versagens gebe man eine Mischung aus CF 3x, CP 3x oder 12x, CS 3x, FP 12x, KM 3x, KS 3x, NM 3x, KP 3x, NP 3x, NS 3x und S 12x.

Magensäure (vermehrt)
Man gebe eine Mischung aus CP 3x oder 12x, FP 12x, KM 3x, KP 3x, NM 3x, NP 3x, NS 3x und S 12x. Zeigt sich keine Besserung, gebe man eine Mischung aus NP 30x und S 30x.

Magenvergrößerung
In den meisten Fällen genügt KP 3x allein.

Malaria
Malaria ist der Sammelname für Infektionen durch Protozoen der Gattung Plasmodium, die durch Anopheles-Mücken übertragen werden. Man unterscheidet nach Art der Protozoen zwischen einer Malaria tropica, Malaria tertiana und Malaria quartana.

Trotz intensiver Bekämpfungs- und Hygienemaßnahmen ist die Malaria heute immer noch weltweit in den Tropen und teilweise auch in den Subtropen beheimatet. Sie kommt in Höhen bis zu 2.000 m vor. Früher existierte sie auch in den Sommermonaten in Europa, vor allem in Rumänien und Italien.

Die Malariasymptome kommen durch den zyklischen Zerfall von mit Plasmodien befallenen Erythrozyten zustande. Der dabei auftretende Fieberanfall wiederholt sich bei der Malaria tertiana jeden dritten Tag, bei der Malaria quartana jeden vierten und bei der Malaria tropica in unregelmäßigen Abständen. Bei Infektionen mit mehreren Plasmodienarten, die nicht so selten vorkommen, kann es durch eine Überlagerung der Fieberanfälle zu uncharakteristischen Fieberverläufen kommen, die die Diagnose erschweren.

Bei der Malaria tertiana kommt es nach einer Inkubationszeit von 8-16 Tagen zunächst zu einem etwa 2-3 Tage andauernden uncharakteristischen Initialfieber, an das sich alle 48 Stunden auftretende Fieberanfälle mit plötzlichen Temperaturerhöhungen auf 40-41° C und Schüttelfrost anschließen. Nach mehreren Stunden kommt es zu einer kritischen Entfieberung. An weiteren Untersuchungsbefunden findet sich eine Vergrößerung der Milz. Die Malaria tertiana ist in der Regel nicht lebensbedrohlich und heilt, wenn keine erneute Infektion zutritt, nach etwa 2 Jahren aus.

Die Malaria quartana ist die heute seltenste Malariaform. Die Inkubationszeit beträgt 20-35 Tage. Es kommt nach allmählichem Beginn der Erkrankung jeden vierten Tag zu einem Fieberanfall. Kommt es zu einem Befall der Niere infolge von Immunreaktionen, so ist die Prognose ungünstig. Die Malaria tropica ist die schwerste Form der Malaria. Nach einer Inkubationszeit von 8-12 Tagen kommt es zu plötzlich hohem Fieber mit uncharakteristischem Fiebertyp, Schüttelfrost, gastrointestinalen Beschwerden, Erbrechen und Benommenheit. Es finden sich Anämie und Ikterus (Gelbsucht infolge von Erythrozytenzerfall) sowie Leber- und Milzschwellungen. Die Malaria tropica kann schon oft nach wenigen Tagen einen tödlichen Verlauf nehmen.

An Komplikationen finden sich außer den oben schon aufgeführten gastrointestinalen Beschwerden gelegentlich Nekrosen im Gehirn infolge Systiere des Blutflusses in den Kapillaren. Dadurch können die unterschiedlichsten neurologischen Krankheitsbilder vorgetäuscht werden. Bei Befall des Herzens (kardiale Malaria) kommt es zu Kollaps und Myokardschädigungen. Immunologische Schädigungen der Nieren finden sich weniger häufig.

Zur Senkung des durch Malaria verursachten Fiebers gebe man eine Mischung aus FP 12x, KM 3x und NS 3x. Gelingt dies nicht, gebe man NS 30x und NM 30x im Wechsel ca. 2-3 Dosen von jedem. Ist das Fieber gesenkt, verabreiche man 1 Tablette NM 200x am Abend.

Mandelentzündung

Man gebe eine Mischung aus CF 3x, CP 3x oder 12x, CS 3x, FP 12x, KM 3x, KP 3x, MP 3x, NM 3x, NP 3x, NS 3x und S 12x.

Bleibt die Wirkung aus, gebe man eine Mischung aus CS 3x, KS 3x und S 12x.

Bei chronischer Mandelentzündung gebe man MP 3x, sind die Mandeln sehr schmerzhaft, NP 3x.

Sind die Mandeln mit einem glasigen Schleim überzogen, verabreiche man NM 3x, bei gold-gelben Belägen gebe man NP 3x.

Die oben angegebenen Formeln eignen sich auch zur Behandlung von septischen Mandelentzündungen. Bleibt dabei ein Erfolg aus, gebe man eine Mischung aus CS 3x. KP 3x, NM 3x, NS 3x und S 12x.

Masern

Masern sind eine akute Virusinfektion, die durch starke katarrhalische Erscheinungen der oberen Luftwege und durch einen typischen Ausschlag gekennzeichnet ist.

Die Übertragung erfolgt durch Tröpfcheninfektion auch über große Entfernungen hinweg.

Die Ansteckungsfähigkeit ist im katarrhalischen Vorstadium und zu Beginn der Erkrankung sehr groß. Sie läßt bei Ausbruch des Ausschlages nach. Masern sind über die ganze Welt verbreitet. Da nur wenige Menschen von der Anstekkung verschont bleiben, treten Masern häufig im Kindesalter auf. Säuglinge erkranken durch den diaplazentar erworbenen Antikörperschutz in den ersten vier Lebensmonaten nicht an Masern. Das Überstehen der Erkrankung führt zu einer lebenslänglichen Immunität.

Nach einer Inkubationszeit von etwa 1 1/2 Wochen kommt es zu einem 3-5 Tage dauernden Prodromalstadium, das durch uncharakteristische katarrhalische Erscheinungen der oberen Luftwege gekennzeichnet ist. Man findet Rhinitis, Konjunktivitis, Pharyngitis mit Angina, gelegentlich Bronchitis. Die Kinder haben dadurch ein verquollenes Aussehen mit Lichtscheu und Husten. In Höhe der oberen und unteren Backenzähne finden sich gelegentlich auf der Wangenschleimhaut kleine weißliche Stippchen mit gerötetem Hof, die sogenannten Koplik'schen Flecken, diese bilden sich nach 2-3 Tagen zurück und sind für eine Masern-Infektion beweisend.

Im zweiten Stadium, dem Exanthem-Stadium, kommt es zu einem typischen Ausschlag mit charakteristischer Ausbreitung über den ganzen Körper. Die Temperatur, die im Prodromalstadium abgesunken ist, steigt erneut auf Werte von 39-40° C an. Der Ausschlag beginnt hinter den Ohren und breitet sich über Hals, Gesicht, Schultern, Rumpf und Extremitäten aus und ist durch rosa bis violett-rote Erhabenheiten, die kleinflächig sind, gekennzeichnet. Die einzelnen Ausschlagsbezirke können voneinander getrennt bleiben oder zusammenfließen. Eventuell findet sich in der Mitte des Ausschlages ein hirsekorngroßes, mit klarem Inhalt gefülltes Bläschen. Nach 3-4 Tagen klingt der Ausschlag mit rascher Entfieberung ab.

Es schließt sich das Rekonvaleszenzstadium mit allmählicher Wiedergewinnung der Abwehrkräfte des Körpers an.

Masern gehören noch heute wegen ihrer Komplikationen zu den gefürchtetsten Kinderkrankheiten. Gelegentlich kommt es bei schwacher Abwehrlage zu Mittelohrentzündungen, Entzündungen des Kehlkopfes (Pseudokrupp) mit Anschwellung der Schleimhaut des Kehlkopfes, die zu Atemnot führen kann, zu Broncho-Pneumonien und Kreislaufstörungen. Die gefürchtetste Komplikation ist die Masern-Enzephalitis, eine virusbedingte Entzündung des Gehirns.

Man gebe eine Mischung aus CP 3x, FP 12x, KM 3x, KS 3x, NM 3x und S 12x. Ebenso erzielt man ausgezeichnete Resultate mit Pulsatilla D 6 oder D 30.

Zur Vorbeugung eignet sich sehr gut die Verabreichung von Aconitum D 6, 1 x 1 Tablette morgens und Pulsatilla D 6, 1 x 1 Tablette abends. Oft reicht schon eine Tablette Morbillinum D 1000. Auch Arsenicum album D 6 hat sich zur Vorbeugung und Heilung bewährt.

Melancholie

Man gebe 2 x täglich 1 Tablette Zincum metallicum D 30.

Menschenscheu

Man gebe KP 3x.

Migräne
Migräne ist ein anfallsweise auftretender halbseitiger Kopfschmerz, der stunden- oder tagelang anhalten kann. Die Häufigkeit ist sehr verschieden, oft ist die Migräne mit schweren Allgemeinstörungen, wie Brechreiz und Erbrechen sowie mit Sehstörungen (Migraine ophthalmique) verbunden. Auslösende Faktoren sind Wettereinflüsse, Aufregungen, bestimmte Gewürze, Schokolade, Alkohol, Nikotin und vieles andere mehr. Die Entstehung der Migräne ist nicht hinreichend geklärt. Als Ursache der Schmerzen werden Gefäßveränderungen im Bereich der Halsschlagader angenommen. Bevorzugt werden Frauen betroffen. Siehe unter Kopfschmerz.

Milzbrand (Anthrax)
Milzbrand ist eine auf den Menschen übertragbare, anzeigepflichtige Bazillenerkrankung von Rind, Schaf, Schwein oder Pferd.

Nach etwa 1-3 Tagen nach der Infektion (gelegentlich auch nach einigen Stunden) kommt es an der Infektionsstelle zur Bildung eines Bläschens. Daraus entwickelt sich der Milzbrand-Karbunkel, woran sich ein entzündliches Ödem oder eine Eiterung anschließt, die stets von Fieber und Schwellung der benachbarten Lymphknoten begleitet ist. Dieser Prozeß kann lokal bleiben, aber auch in wenigen Tagen zum Tode führen.

Sonderformen sind der durch Einatmung hervorgerufene Lungen-Milzbrand mit atypischer Broncho-Pneumonie und der durch Verschlucken der Keime oder durch Essen von rohem Fleisch kranker Tiere entstehende Darm-Milzbrand, der zu einer hämorrhagischen Entzündung des Darmes und Allgemeininfektion mit starker Schwellung und brandiger Verfärbung der Milz führt. Regelmäßig findet sich Fieber und Kräfteverfall. Bei nicht ausreichender Therapie tritt der Tod durch Herzinsuffizienz ein.

Lungen- und Darmmilzbrand sind auch heute noch prognostisch ungünstige Erkrankungen.

Man gebe eine Mischung aus CS 3x, KP 3x und S 12x, bei Versagen Arsenicum album D 6 oder Arsenum jodatum D 6, jeweils 1 Tablette um 6.00 und um 15.00 Uhr.

Milchfieber
Man gebe eine Mischung aus DF 3x, CP 3x, FP 12x, KM 3x und KP 3x.

Milchunverträglichkeit
Man gebe eine Mischung aus NM 3x und S 12x.

Milzschmerzen
Man gebe eine Mischung aus CP 3x oder 12x, KM 3x, KP 3x, MP 3x, NM 3x und S 12x.

Milzvergrößerung
Man gebe KP 3x.

Mißgunst
Man gebe alle 2 Wochen 1 Tablette NM D 200 gegen 18.00 oder 19.00 Uhr.

Monatsblutung mit Blutklumpen
Man gebe KM 3x.

Monatsblutung, zu früh
Man gebe eine Mischung aus CP 3x, KM 3x, MP 3x, NP 3x und S 12x.

Monatsblutung, zu lang
Man gebe eine Mischung aus CS 3x und KM 3x.

Monatsblutung, zu oft
Man gebe KM 3x.

Monatsblutung, schmerzhaft
Zunächst versuche man es mit stündlicher Gabe von MP 3x in heißem Wasser gelöst. Stellt sich keine Besserung ein, gebe man eine Mischung aus CP 3x oder 12x, KP 3x, MP 3x und NM 3x. Hat auch diese Maßnahme keinen Erfolg, gebe man eine Mischung aus FP 12x und KM 3x.

Zwischen beiden Monatsblutungen behandle man mit einer Mischung aus FP 12x, KM 3x und MP 3x.

Monatsblutung, zu stark
Man gebe eine Mischung aus CF 3x, FP 12x, KM 3x, KP 3x, NM 3x, NS 3x.

Monatsblutung, unregelmäßig
Man gebe eine Mischung aus KP 3x, NP 3x und S 12x.

Monatsblutung, unterdrückt
Man gebe eine Mischung aus CP 3x, KM 3x, KP 3x, KS 3x, NM 3x und S 12x über ein bis zwei Wochen. Bleibt die Wirkung aus, gebe man 3 x täglich 1 Tablette Pulsatilla D 6 oder stellt sich auch dann kein Erfolg ein, gebe man 2 x täglich 1 Tablette Pulsatilla D 30.

Diese Behandlungsmethode eignet sich auch zur Geburtenplanung.

Monatsblutung, verspätet
Man gebe eine Mischung aus CP 3x, CS 3x, KM 3x, KP 3x, KS 3x und NM 3x.

Mumps (Parotitis epidemica)
Mumps ist eine akute generalisierte Virusinfektion, die durch eine nicht eitrige Schwellung der Ohrspeicheldrüse gekennzeichnet ist. Erreger ist das Mumps-Virus.

Nach einer Inkubationszeit von etwa 2 1/2 Wochen kommt

es unter Fieberanstieg, Kopf- und Gliederschmerzen zunächst zu einer vorwiegend linksseitigen Anschwellung der Ohrspeicheldrüse. Nach etwa 1-3 Tagen folgt die andere Seite. Neben einer druckschmerzhaften Schwellung der Ohrspeicheldrüse findet sich eine typische, durch die Schwellung bedingte Abspreizung des Ohrläppchens.

Die Mundschleimhaut ist öfters entzündlich gereizt. Auffallend ist die Mündungsstelle des Ausführungsganges der Ohrspeicheldrüse.

An Komplikationen kommt es nicht selten zu einer Mitbeteiligung anderer drüsiger Organe, der Mundspeicheldrüse, der Bauchspeicheldrüse und der Hoden (häufige Ursache für Sterilität, wenn die Erkrankung nach der Pubertät auftritt).

Miterkrankungen des zentralen Nervensystems (Meningitis, seltener Enzephalitis) ist recht häufig und tritt meist unter einem erneuten Fieberanstieg in der 2. bis 3. Krankheitswoche auf. Die Mitbeteiligungen des zentralen Nervensystems verlaufen jedoch harmlos, gelegentlich kommt es zu einer Schädigung des Nervus stato-acusticus, was zu einer Ertaubung des betreffenden Ohres führen kann.

Als erstes gebe man alle 3 Stunden eine Mischung aus FP 12x, KM 3x und NM 3x. Diese Therapie führe man 12 Stunden lang durch. Stellt sich eine Besserung ein, behalte man sie bei, wenn nicht, gebe man eine Mischung aus CF 3x, CP 3x oder 12x, FP 12x, KM 3x, KP 3x, MP 3x, NM 3x, NP 3x, NS 3x und S 12x, bei ausbleibender Wirkung eine Mischung aus CS 3x und KS 3x.

Parallel dazu gebe man nacheinander alle 3 Stunden 1 Tablette in folgender Reihenfolge: Belladonna D 6, Mercurius corrosivus D 6, Pulsatilla D 6, Pilocarpinum muriaticum D 6.

Zur Vorbeugung eignet sich gut KM 3x, auch Parotidis D 30, 3 x täglich 1 Tablette ist zur Prophylaxe und Therapie geeignet.

Mundfäule (Stomatitis aphthosa)

Bei schwacher Abwehrlage kommt es vor allem bei Kindern zu einer virusbedingten Entzündung der Mundschleimhaut, die sich in der Bildung von multiplen Aphthen (das sind weißliche von einem roten Rand umgebene Defekte der Mundschleimhaut) gekennzeichnet ist. Nicht selten kommt es zu Begleitinfektionen, die dann zu Fieber führen. Wegen der großen Schmerzen beim Kauen und Schlucken magern die Kinder schnell ab.

Man gebe eine Mischung aus CF 3x, CP 3x oder 12x, FP 12x, KM 3x, KS 3x, MP 3x, NM 3x, NP 3x, NS 3x und S 12x, bei ausbleibender Wirkung CS 3x.

Mundschleimhautentzündung
Man gebe eine Mischung aus FP 12x, KM 3x, MP 3x, NM 3x und NP 3x.

Muskelkrämpfe
Man gebe entweder MP 3x allein oder eine Mischung aus CP 3x oder 12x, KP 3x und MP 3x in heißem Wasser gelöst.

Muskelschwund
Es wird hier nicht zwischen den verschiedenen Formen von Muskelerkrankungen oder der einfachen durch Inaktivität bedingten Muskelatrophie unterschieden.

Anfangs behandle man mit KP 3x allein, später gebe man eine Mischung aus CF 3x, CP 3x oder 12x, CS 3x, FP 12x, KP 3x, KS 3x, NM 3x und S 12x.

Muskelschwund bei alten Leuten (besonders, wenn auch noch Taubheit hinzukommt) behandle man mit S 12x.

Mutterkuchen (angewachsen)
Löst sich nach einer Kindsgeburt der Mutterkuchen (Plazenta) nicht, gebe man eine Mischung aus CF 3x, KP 3x und MP 3x.

Muttermilchvermehrung
Man gebe CP 3x allein, bei Versagen eine Mischung aus CF 3x, CP 3x, NM 3x und S 12x.

Muttermilchverminderung
Man gebe NS 3x allein oder eine Mischung aus CF 3x, NM 3x und NS 3x.

Nachwehen
Man gebe eine Mischung aus CF 3x, FP 12x, KP 3x und MP 3x.

Nagelbettgeschwür
Man gebe S 12x oder eine Mischung aus CF 3x, CS 3x, FP 12x, NS 3x und S 12x.

Nagelerkrankungen
Man gebe eine Mischung aus KM 3x, KS 3x, NM 3x und S 12x. Danach gehe man auf höhere Potenzen über. Bei eingewachsenen Nägeln gebe man eine Mischung aus CF 3x und KM 3x.

Nasenentzündung
Man gebe eine Mischung aus CF 3x, CP 3x oder 12x, CS 3x, FP 12x, KM 3x, NP 3x und S 12x um 9.00 und um 21.00 Uhr, bei Versagen eine Mischung aus KM 3x und KP 3x.

Nervenentzündung (Neuritis)
Im Gegensatz zu einfachen Nervenschmerzen, geht die Neuritis immer mit einer Störung der motorischen oder sensiblen Leitung einher.

Nervenentzündungen lassen sich nach verschiedenen Grundsätzen einteilen:
1. Nach dem Verlauf in akute, subchronische und chronische und
2. nach der Natur der Ausfallserscheinungen in motorische, sensible und gemischte Formen.

Je nach Art der Ausbreitung unterscheidet man

3. zwischen Mono-, Plexus- und Polyneuritis, Schwerpunkt-Neuritis, Polyneuritis multiplex und Wurzelneuritis.

Die Ursachen sind vielfältig. Erkältungen spielen ebenso eine Rolle wie chronische oder akute Gewalteinwirkungen (siehe Verletzungen). Auch Stoffwechselkrankheiten, wie Diabetes mellitus und verschiedene rheumatische Erkrankungen, sowie Infektion mit Viren oder Bakterien können zu einer Entzündung der Nerven führen.

Man gebe eine Mischung aus CP 3x oder 12x, FP 12x, KM 3x, KP 6x, MP 3x, NM 6x, NP 6x und S 12x.

Nervenschmerzen

Man gebe eine Mischung aus FP 12x, KM 3x, KP 3x und MP 3x in sehr heißem Wasser gelöst. Bei Ausbleiben der Wirkung, gebe man eine Mischung aus CF 3x, CP 3x oder 12x, CS 3x, KS 3x, NM 3x, NP 3x, NS 3x und S 12x. Chamomilla D 6, Aconitum D 6, Rhus toxicodendron D 6 und Bryonia D 6 sind oft sehr nützlich.

Nervenschwäche

Man gebe eine Mischung aus CP 3x oder 12x, KP 3x, MP 3x, NM 3x, NP 3x und S 12x.

Nervenzusammenbruch

Man gebe KP 3x allein oder eine Mischung aus CP 12x, FP 12x, KP 12x, MP 12x, NM 12x, NP 12x, 3 x täglich über eine lange Zeit.

1 x abendlich eine Nux vomica D 30 oder 2 x täglich 1 Tablette Tuberculinum D 30 sind ebenfalls sehr nützlich.

Nesselsucht (Urticaria)

Unter Nesselsucht versteht man flüchtige, schubweise aufschießende, stark juckende Quaddeln. Manchmal kommt es gleichzeitig zum Auftreten von Schocksymptomen, wie Brechreiz, Blutdruckabfall und Kollaps. Zuweilen sind die Schleimhäute befallen. Bei Befall der Kehlkopfschleimhaut kommt es zu Erstickungsgefahr.

Nach dem Verlauf unterscheidet man zwischen einer kurzfristigen und langfristigen Nesselsucht. Die kurzfristige heilt innerhalb von 6 Wochen ab, die langfristige Nesselsucht besteht darüber hinaus.

Die Ursachen für das Auftreten einer Nesselsucht sind zu 50 % nicht zu klären. Nur etwa 8 % sind allergisch bedingt. Etwa 27 % sind toxische Reaktionen auf Medikamente und Lebensmittelfarbstoffe. Bei 15 % liegt eine physikalische Ursache vor (körperliche Anstrengung, heißes Bad).

Die hier angegebene Mischung kann vor allem bei den ätiologisch unklaren Nesselsuchtformen mit sehr guter Aussicht auf Erfolg gegeben werden.

Man gebe entweder KP 3x allein oder eine Mischung aus CP 3x oder 12x, KM 3x, KP 3x, KS 3x, NM 3x, NP 3x, NS 3x und S 12x. Bleibt die Wirkung aus, gebe man 3 x täglich 1 Tablette Apis D 6 oder 2 x täglich 1 Tablette Urtica urens D 30.

Netzhautentzündung (Retinitis)
Entzündungen der Netzhaut sind meist serös, seltener hämorrhagisch (blutend). Sie treten fast immer mit einer Entzündung der darüber liegenden Aderhaut auf. Je nach der Ursache bzw. dem charakteristischen Leitsymptom unterscheidet man zwischen einer hämorrhagischen Retinitis, bei der sich zahlreiche verstreute, kleine Blutungen in der Netzhaut bei allgemeinen oder örtlichen Kreislaufstörungen finden von der Retinitis hypertonica, die beim Hochdruck auftritt und durch sogenannte Kupferdrahtarterien Venenschlängelungen und Gunn'sche Kreuzungsphänomene in Form einer Verengung und Stauung der Venen an der Kreuzung mit den Arterien sowie Blutungen im Augenhintergrund gekennzeichnet ist, sowie die Retinitis nephritica, die bei Nierenerkrankungen mit spastischen Gefäßprozessen auftritt.

Eine besondere Form nimmt die Retinitis pigmentosa ein, ein degenerativer Prozeß, der meist erblich, selten erworben ist (z. B. nach Masern) und zu Sehstörungen mit Gesichtsfeldeinschränkung und schließlich zu Erblindung führt.

Die hier angegebene Mischung eignet sich für alle Formen der Retinitis. Die Erfolgsaussichten sind unterschiedlich und richten sich nach der Prognose der Grunderkrankung.

Man gebe eine Mischung aus FP 12x und KM 3x.

Nierenentzündung (Pyelonephritis, Glomerulonephritis)
Die Pyelonephritis ist eine bakterielle Entzündung des Nierenbeckens (Pyelitis) und des Nierenparenchyms. Sie ist die häufigste Erkrankung der Nieren:

Bei 15 % aller Obduktionen findet man an den Nieren pyelonephritische Veränderungen.

Es gibt bestimmte Erkrankungen, die für eine Nierenbekkenentzündung disponieren:

1. mechanische Faktoren der Harnstauung infolge einer Verlegung der Harnwege oder Mißbildungen derselben;
2. bakterielle Aussaat von anderen Entzündungsherden, wie z. B. Entzündungen des Darmes, der Tonsillen, des Blinddarms, der Gallenblase, der Prostata und des gynäkologischen Raumes;
3. fördern bestimmte Stoffwechselerkrankungen, wie Diabetes mellitus, Gicht und der Mißbrauch von Phenacitin sowie funktionelle Störungen, wie die Schwangerschaft oder eine Querschnittslähmung die Entstehung einer Nierenbeckenentzündung.

Kinder unter 3 Jahren erkranken wegen der Möglichkeit des Kotspielens häufiger als in späteren Lebensaltern. Aufgrund der kürzeren Harnröhre sind Mädchen und Frauen 3mal häufiger als Knaben und Männer betroffen.

Eine akute Nierenbeckenentzündung ist durch Fieber, evtl. mit Schüttelfrost, Schmerzen in einer oder beiden Flanken gekennzeichnet. Die Schmerzen strahlen meist entlang dem Harnleiterverlauf in die Schamgegend aus. Häufig bestehen Abgeschlagenheit, Durstgefühl, bisweilen Übelkeit und Erbrechen.

Die chronische Pyelonephritis ist oft symptomarm, oft sogar symptomlos. Meist finden sich nur uncharakteristische Allgemeinsymptome, wie Abgeschlagenheit, Appetitlosigkeit und Kopfschmerzen. Fieber ist selten. Bisweilen sind die einzigen Symptome Blässe, Durst und häufiges Wasserlassen (Polyurie).

Glomerulonephritis ist der Sammelbegriff sehr verschiedenartiger, primär nicht infektiös bakterieller Nierenerkrankungen mit Entzündungsvorgängen in den Nierenkörperchen und sekundär in anderen Teilen des Nierenapparates und des Bindegewebes.

Klinisch teilt man in eine akute diffuse, perakute und chronische Glomerulonephritis ein.

Die akute Glomerulonephritis ist meist Folge einer Infektion mit Streptokokken oder tritt als Begleiterkrankung bei Infektionserkrankungen auf. Bei Streptokokken-Infekten stammen die Erreger in der Regel aus dem Bereich des Mund- und Rachenraumes, seltener aus den Nasen-Nebenhöhlen, dem Mittelohr oder von Entzündungsherden auf der Haut.

Die akute Glomerulonephritis zeigt eine wechselhafte Symptomatik, meist stehen Müdigkeit, Kopfschmerzen, Schmerzen in der Nierengegend, Fieber und Ödeme (besonders der Augenlider und des Gesichts), erhöhter Blutdruck und verminderte Urinproduktion im Vordergrund. Die verminderte Urinproduktion kann durch ihre Wasserretention bis zum Hirnödem führen.

Begleitglomerulonephritiden treten bei Entzündungen des Herzens (Endocarditis lenta), aber auch bei anderen Infektionserkrankungen, wie Mononukleose, Diphtherie, Typhus, Ruhr, Cholera, Brucellose, Lepra, Wolynisches Fieber, Malaria und Masern auf.

Die perakute Glomerulonephritis tritt etwa 8-14 Tage nach einem Streptokokken-Infekt auf und ist durch ihren besonders bösartigen Verlauf gekennzeichnet. Die Symptome sind durch Schmerzen in den Nierenlagern, Kopfschmerzen, schweres Krankheitsgefühl, Ödeme, meist exzessiv hoher Blutdruck mit entsprechenden Veränderungen des Augenhintergrundes, blutiger und eiweißhaltiger Urin und verminderte Urinproduktion gekennzeichnet. Die Krankheit kann innerhalb kurzer Zeit bis zur Niereninsuffizienz fortschreiten. Die Prognose ist ungünstig, meist wird schon frühzeitig eine Dialyse notwendig.

Chronische Glomerulonephritiden unterscheiden sich in zwei Verlaufsformen:

a) in eine vaskulär-hypertone und
b) in eine nephrotische.

Beide entwickeln sich in den meisten Fällen aus einer akuten Glomerulonephritis, die nicht innerhalb von 1-2 Jahren ausheilt. Die klinische Symptomatik wird durch den Grad der Niereninsuffizienz bestimmt. Bei der vaskulär-hypertonen Verlaufsform findet man meist geringe Blut- und Eiweißbeimengen im Urin. Ödeme sind selten. Beim Fortschreiten der Erkrankung findet man auch oft eine Arteriosklerose der Nierengefäße mit schlecht behandelbarem Hypertonus.

Bei der nephrotischen Verlaufsform führt der Eiweißverlust (mehr als 4 Gramm pro Tag) zu Eiweißmangel und Erhöhung des Cholesterins. Infolge des Eiweißmangels kommt es zu starken Ödemen. Blutbeimengungen fehlen häufig, der Blutdruck ist nur in etwa 50 % der Fälle erhöht.

Man gebe eine Mischung aus CF 3x, CP 3x oder 12x, CS 3x, FP 12x, KP 3x, KS 3x und S 12x, bei Ausbleiben der Wirkung eine Mischung aus KM 3x, KS 3x, MP 3x, NM 3x und NP 3x.

China D 200, 1 Messerspitze täglich über 15-20 Tage, hat sich ebenfalls sehr bewährt.

Nierenkolik

Nierenkoliken setzen meist ohne Vorboten mit heftigsten, krampfartigen oder stechenden, selten mit dumpfen Schmerzen in der Lendengegend der befallenen, gelegentlich auch der gesunden Seite ein. Die Schmerzen strahlen in die Gegend der Harnblase, jedoch auch bis in die Innenseite der Oberschenkel, Hoden, Eichel und Schamlippen aus.

In der Lendengegend findet sich oft ein lokaler Druckschmerz, sowie ein Schmerz beim Beklopfen der 12. Rippe. Der Hoden ist oft zugempfindlich. Die Anfälle dauern wenige Minuten bis zu mehreren Stunden an. Sie können einmalig auftreten, oder häufig wiederkehren. Nicht selten kommt es zu abdominellen Symptomen, wie Erbrechen, Bauchdeckenspannung, besonders des Oberbauches, Frostgefühl oder richtigem Schüttelfrost. Ein reflektorischer Darmstillstand ist nicht selten.

Der Puls ist charakteristisch verändert. Man findet einen kleinen, frequenten Puls ohne wesentliche Temperatursteigerung. Im Urin läßt sich oft eine schon makroskopisch sichtbare Blutbeimengung nachweisen.

Ursache sind meist Nierensteine, die oft mit der Kolik abgehen und im Urin nachgewiesen werden können.

Man gebe alle 5-10 Minuten entweder MP 3x allein oder eine Mischung aus CP 3x oder 12x, FP 3x, KM 3x, KP 3x, KS 3x, MP 3x, NM 3x, NP 3x und NS 3x. Bleibt die Wirkung aus, gebe man in kurzen Zeitabständen 1 Tablette Colocynthis D 6.

Nierenschmerzen
Siehe unter Nierenkolik.

Nierensteine
Bei der Nierensteinkrankheit kommt es zur Bildung von Steinen in Niere, Nierenbecken und Harnleiter. Nierensteine bestehen zu etwa 25 % aus organischen Substanzen und 75 % aus Mineralsalzen.

Drei Faktoren spielen bei der Entstehung von Nierensteinen eine ursächliche Rolle:

1. bei eiweiß- und fettarmer Kohlehydratkost finden sich Nierensteine selten.
2. Hormonelle Störungen des Kalkstoffwechsels (Hyperparathyreoidismus) fördern die Bildung von Nierensteinen.
3. Die häufigste Ursache ist eine Störung im Harnsäurestoffwechsel, die zur Ausbildung von Harnsäuresteinen führt.

Die Symptomatik eines akuten Nierensteinanfalls ist unter dem Stichwort „Nierenkolik“ beschrieben. Bei chronischen Nierensteinleiden bleiben die Koliken gewöhnlich aus, zumal wenn das Konkrement eine gewisse Größe erreicht hat, so daß es nicht mehr zur Einklemmung kommen kann. Manche Steine wachsen auch unbemerkt heran. Durch chronischen Reiz der Schleimhaut des Nierenbeckens kommt es zu chronischen Entzündungen der Niere, die unter Umständen zu einer Atrophie des Nierengewebes führen. Sehr häufig tritt infolge des verzögerten Urinabflusses eine bakterielle Infektion hinzu, die zu Pyelonephrose, Urosepsis und Schrumpfniere führen kann.

Die Patienten klagen meist nur über einen dumpfen Druck in der Nierengegend, bisweilen auch über unbestimmte Schmerzen im Verlauf des Urethers.

Die hier angegebene Mischung eignet sich für alle Arten von Nierensteinen, die eine gewisse Größe noch nicht überschritten haben und mit dem Urin abgehen können.

Man gebe eine Mischung aus NP 3x, NS 3x und S 12x.

Niesen (übermäßig)

Man gebe eine Mischung aus CF 3x, CP 3x oder 12x, CS 3x, NM 3x, NP 3x, NM 3x und S 12x oder 30x, bei ausbleibender Wirkung eine Mischung aus FP 12x, KM 3x, KP 3x, KS 3x und MP 3x.

Niesreiz (chronisch)

Man gebe zunächst S 12x, später 30x.

Nymphomanie

Unter Nymphomanie versteht man eine exzessive Steigerung des Sexualtriebs mit aktuellem Befriedigungsdrang bei meist bewußtseinseingeengtem (kritiklosem, unbeherrschtem) Verhalten.

Man gebe eine Mischung aus CP 3x oder 12x, KP 3x und NM 3x. Ebenfalls nützlich ist die tägliche Verabreichung einer Tablette Platinum D 30.

Ohnmacht (Synkope)

Ohnmachten sind ein kurzdauernder Bewußtseinsverlust (Sekunden bis Minuten), der spontan auftritt und voll reversibel ist.

Die Ursachen für Ohnmachten sind vielfältig:

1. Zerebrale Ursachen: Epilepsie, Hysterie, Narkolepsie.

2. Zardiale Ursachen: Rhythmusstörungen (paroxysmale Trachykardien, paroxysmales Vorhofflimmern), Adams-Stokes-Syndrom, bei körperlicher Belastung (Aortenklappenste-

nose, Herzinsuffizienz, angeborene Herzfehler, Karotis-Sinus-Syndrom.

3. Vaskuläre Ursachen: Subklavia-Entzugssyndrom, Einengung der Arteria vertebralis.

4. Ursachen infolge Störungen des venösen Rückflusses zum Herzen, Orthostase, vagovasaler Reflex, Husten und Lachschlag.

Die hier angegebene Mischung eignet sich unabhängig von der Entstehung für die Behandlung aller Ohnmachtsformen.

Man gebe eine Mischung aus CP 3x oder 12x, CS 3x, KP 3x und NM 3x in kurzen Abständen, bei ausbleibender Wirkung S 12x.

Ohrenfluß

Man gebe eine Mischung aus CP 2x oder 12x, CS 3x, FP 3x, FP 12x, KP 3x, KS 3x, NM 3x und S 12x. Stellt sich keine Besserung ein, gebe man eine Mischung aus CF 3x, KM 3x, MP 3x, NP 3x und NS 3x.

Ohrensausen

Man gebe eine Mischung aus CP 3x oder 12x, CS 3x, FP 12x, KM 3x, NM 3x, NP 3x und S 12x.

Operation

Siehe chirurgische Operationen.

Opiumsucht

Man gebe eine Mischung aus KP 3x und NP 3x.

Paratyphus

Paratyphus ist eine typhusähnliche meldepflichtige Infektionskrankheit, die durch Salmonella paratyphie hervorgerufen wird.

Nach einer Inkubationszeit, die je nach Art des Erregers zwischen 8 und 12 Tagen schwankt, kommt es je nach Verlaufsart zum Bild einer schweren Magen-Darm-Entzündung bzw. zu einem septikhämischen Bild mit hohem Fieber, Schüttelfrost, schwerem allgemeinen Krankheitsgefühl, Milz- und Lebervergrößerung.

Gleiche Behandlung wie bei Typhus.

Penis (weich und schlaff)
Man gebe S 12x.

Pest
Pest ist eine durch Yersinia pestis hervorgerufene Nagetierkrankheit, die durch Flöhe, von Nager zu Nager und vom Nager auf den Menschen übertragen wird.

Früher war die Pest weltweit verbreitet, heute kommt sie nur noch in einigen entlegenen Gebieten Amerikas, in Zentral- und Südafrika sowie in Zentral- und Südostasien vor.

Man unterscheidet vier Verlaufsformen:

Die Beulenpest, die Lungenpest, die Pestsepsis und die abortive Pest.

Bei der Beulenpest (Bubonenpest) kommt es nach einer Inkubationszeit zwischen 2 und 10 Tagen plötzlich zu einer blutig-nekrotisierenden Entzündung und schmerzhaften Anschwellung der regionalen Lymphknoten, proximal der Flohbißstelle. Die Lymphknoten können geschwürig zerfallen. In 25-50 % erfolgt der Übergang in eine Sepsis mit tödlichem Verlauf.

Die Lungenpest (Pestpneumonie) tritt entweder durch bakterielle Aussaat bei einer Beulenpest auf oder als Folge einer direkten Tröpfcheninfektion mit Pestbakterien. Bei primärer Lungenpest kommt es nach einer sehr kurzen Inkubationszeit von 1-2 Tagen schnell zu Atemnot, Zyanose und Husten. Die klinischen Befunde sind spärlich. Später kommt ein Lungenödem dazu. Die Kranken sterben meistens an Kreislaufversagen. Unbehandelt ist die Lungenpest immer tödlich. Der Tod tritt am 2.-5. Krankheitstag ein.

Pestsepsis ist eine fast immer tödliche Komplikation der Pest. Sie kann im Endstadium einer Bubonen- oder Lungenpest, aber auch primär auftreten.

Die abortive Pest ist eine klinisch mild verlaufende Variante der Pest. Sie ist meist nur durch leichtes Fieber und durch Lymphknotenanschwellung gekennzeichnet.

Man gebe eine Mischung aus CF 3x, CP 3x oder 12x, FP 12x, KM 3x, KP 3x, KS 3x, NM 3x, NP 3x, NS 3x und S 12x. Bleibt die Wirkung aus, gebe man eine Mischung aus CS 3x und MP 3x.

Phimose

Phimose ist eine angeborene oder durch entzündliche Genitalerkrankungen erworbene Verengung der Vorhaut des männlichen Gliedes infolge eines Mißverhältnisses zwischen Vorhautöffnung und Eichelumfang. Bei der vollständigen Phimose läßt sich die Vorhaut bei schlaffem Zustand des Penis nicht über die Eichel zurückschieben. Bei der unvollständigen Phimose macht das Zurückziehen der Vorhaut nur bei der Erektion Schwierigkeiten.

Eine Phimose fördert die Entstehung des Peniskarzinoms.

Von der Phimose muß die Paraphimose unterschieden werden. Bei ihr handelt es sich um eine Einklemmung der zu engen phimotischen Vorhaut des Penis hinter dem Eichelkranz. Infolge der Venenabklemmung entstehen Stauungsschwellungen, die die Vorhaut in der Eichelfurche festhalten. Es besteht die Gefahr der Vorhautgangrän mit Narbenschrumpfungen, die das Glied deformieren können.

Man gebe NM 3x.

Pickel

Gleiche Behandlung wie Akne.

Pocken (Variola)

Pocken sind eine hochkontagiose meldepflichtige Infektionskrankheit, die durch das hochvirulente Pockenvirus oder das Alastrimvirus übertragen werden.

Bei Infektionen mit dem hochvirulenten Pockenvirus beträgt die Letalität zwischen 20 und 50 %, bei Alastrimvirusinfektion nur 1-5 %.

Pocken werden durch Tröpfchen-, Schmier- und Staubinfektion übertragen.

Nach einer Inkubationszeit von etwa 12 Tagen folgt ein Initialstadium mit hohem Fieber, Kopf-, Rücken-, Lendenschmerzen und Rachenentzündung, das etwa 2-4 Tage andauert. Dieses Stadium wird vom Eruptionsstadium gefolgt, das etwa 6-10 Tage dauert. Es ist gekennzeichnet durch Fieberabfall und Ausbilden eines typischen Exanthems. Nach 1-3 Wochen fallen die immer noch infektiösen Krusten ab und hinterlassen – vornehmlich im Gesicht – Narben. Der Rumpf ist nur schwach befallen.

Man beginne die Behandlung mit KM 3x und füge später noch KP 3x, NM 3x und NP 3x hinzu. Dann gebe man alle 2-3 Stunden eine Mischung aus CS 3x oder 12x, FP 12x, KM 3x, KP 3x, NM 3x, NP 2x und S 12x, bei Ausbleiben der Wirkung gebe man KS 3x. Ebenfalls geeignet sind 2 x täglich 1 Tablette Variola D 30 sowie Thuja D 30, Antimonium tartaricum D 6 oder D 30 sowie Pulsatilla D 6 oder D 30.

Zur Vorbeugung gebe man 2 x täglich 1 Tablette Variola D 30. 1 Tablette Thuja D 200 alle 2 Wochen oder KM 3x bzw. eine Mischung aus KM 3x und NS 3x.

Polypen

Gemeint sind hier die fälschlicherweise Polypen genannten andenoiden Vegetationen, im Volksmund Wucherungen genannt. Es handelt sich dabei um eine Hyperplasie der Rachenmandel im Säuglings- und Kindesalter. Durch die engen Raumverhältnisse des Nasen-Rachenraumes kommt es zu einer Behinderung der Nasenatmung mit Mundatmung. Die Kinder haben Appetit- und Schlafstörungen und sind morgens unausgeschlafen, in der Schule unaufmerksam. Dadurch kommt es zu einer Verzögerung der geistigen und oft auch körperlichen Entwicklung. Da durch die Mundatmung die Schleimhäute austrocknen, ist die Neigung zu Katarrhen der Luftwege besonders groß. Schleimstauungen der Nase führen ferner zu chronischem Schnupfen mit Nasen-Nebenhöhlen-Entzündungen und Tuben-Mittelohr-Katarrhen.

Siehe Wucherungen.

Pott'sche Erkrankung (Spondylitis tuberculosa)

Es handelt sich dabei um die häufigste Lokalisation der Skelett-Tuberkulose, die alle Abschnitte der Wirbelsäule befallen kann. Charakteristisch ist eine keilförmige Deformierung des Wirbels mit Bandscheibenverschmälerung, die zu einer charakteristischen Buckelbildung führt.

Man gebe eine Mischung aus CP 3x oder 12x und S 12x.

Puls

langsam: Mischung aus KP 3x und S 12x.
nicht tastbar: S 12x. Ruta D 30 2 x täglich 1 Tablette 8-10 Tage lang. Bei Ausbleiben der Wirkung Podophyllum D 30, dann Acidum muriaticum D 30.
schnell: Mischung aus FP 12x und KM 3x.
schnell und klein, dann langsam: KP 3x.
unregelmäßig und aussetzend: Mischung aus KM 3x, KP 3x und NM 3x.

Rachenentzündung

Man gebe eine Mischung aus CF 3x, CP 3x oder 12x, FP 12x, KM 3x, KP 3x, MP 3x, NM 3x, NP 3x und NS 3x, bei Ausbleiben der Wirkung eine Mischung aus CS 3x, KS 3x und S 12x.

Rauchen

Zur Behandlung des Suchtverlangens gebe man 2 x täglich eine Tablette Glonoinum D 30. Ganz hervorragend ist CP 3x allein oder eine Mischung aus CP 3x oder 12x und NM 3x, alle 10 Minuten ein Schluck von der in Wasser gelösten Mischung. Versagt dieses Rezept, gebe man 1-2mal pro Woche 1 Tablette CP 200x. Bewährt haben sich auch Nux vomica D 6 und China D 6, 4-5 x täglich 1 Tablette.

Regenbogenhautentzündung (Iridozyklitis)
Darunter versteht man eine Entzündung der Iris und des Ziliarkörpers. An Krankheitszeichen findet sich eine ziliare Infektion der Bindehaut, sowie Niederschläge an der Hornhautrückfläche und Trübung des Kammerwassers. Die Iris ist hyperämisch, und oft kommt es zu sekundären Kataraktbildungen (Star). Durch Verklebung von Iris und Linse wird die Pupille entrundet und das Pupillenspiel behindert.

Ursachen sind perforierende Verletzungen. Aber auch Entzündungen der Hornhaut und Bindehaut können zu einer Mitbeteiligung der Iris führen.

Die endogene Iridozyklitis entsteht durch direkte Absiedelung von Krankheitskeimen (zum Beispiel tuberkulös oder allergisch).

Man gebe eine Mischung aus FP 12x und KM 3x.

Rheumatismus
Man versteht darunter eine Erkrankung des Bindegewebsystems mit einer vielfältigen, klinischen Symptomatik. Die Einteilung der rheumatischen Erkrankungen erfolgt nach diagnostisch-therapeutisch-praktischen Gesichtspunkten. Man unterscheidet

1. einen entzündlichen Rheumatismus
2. einen degenerativen Rheumatismus
3. einen extraartikulären Rheumatismus (sogenannter Weichteilrheumatismus).

Beim entzündlichen Rheumatismus dominieren Entzündungszeichen, während beim degenerativen Rheumatismus eher die Zerstörung und die Versteifung der Gelenke im Vordergrund steht. Beim Weichteilrheumatismus gibt es sowohl akute als auch chronische Formen.

Die hier angegebenen Behandlungsvorschläge sind für alle Formen von Rheumatismus geeignet. Die Behandlungsaussichten sind jedoch weitgehend von der Art der rheumatischen Erkrankung und der Regenerationsfähigkeit der befallenen Organe abhängig.

Zur Behandlung des Gelenkrheumatismus gebe man entweder NP 3x allein oder eine Mischung aus CF 3x, CP 3x oder

12x, FP 12x, KM 3x, KP 3x, KS 3x, MP 3x, NM 3x, NP 3x, NS 3x und S 12x. Bleibt die Wirkung aus, gebe man eine CS 3x. Rhus toxicodendron D 6 und Bryonia D 6, alle 3 Stunden 1 Tablette im Wechsel, sind oft sehr nützlich. Die Potenz kann nach und nach gesteigert werden. Bei rheumatischen Beschwerden nach unterdrückter Gonorrhöe bewährt sich Sarsaparilla D 30. Pulsatilla D 6 oder D 30 gibt man bei vagabundierenden Schmerzen. Beginnen die Schmerzen sehr plötzlich, gebe man 3 x täglich 1 Tablette Aconitum D 6, gefolgt von Colchicum D 6 oder D 30, 2 x täglich 1 Tablette. Stellt sich keine Besserung ein, gebe man Ledum pallustre D 6 oder D 30.

Rippenfellentzündung (Pleuritis)
Die Ursachen für eine Entzündung des Rippenfells sind vielfältig: Infrage kommen Pneumonie, Lungeninfarkt, Pleurakarzinom und Tuberkulose. Aber auch Erkrankungen des Oberbauchs, seltener rheumatische Erkrankungen und schließlich auch der Herzinfarkt können zu einer Entzündung des Rippenfells führen.

Man unterscheidet zwei Formen der Rippenfellentzündung: die trockene (Pleuritis sicca) und die feuchte (Pleuritis exsudativa).

Die trockene Rippenfellentzündung beginnt mit Rücken- oder Seitenschmerzen und Reizhusten ohne Auswurf. Bei der Untersuchung findet man eine oberflächliche beschleunigte Atmung und ein Nachschleppen der erkrankten Seite beim Atmen. Fieber fehlt oft. Charakteristisch ist das nur kurze Zeit nachweisbare Reibegeräusch, das entweder als feines Reiben oder als grobes Lederknarren im Stethoskop hörbar ist.

Bei der feuchten Rippenfellentzündung finden sich je nach Größe des Ergusses Atemnot, Druckgefühl auf der Brust und Schmerzen in der Schulter der befallenen Seite, besonders bei Seitenlage.

Bei der Untersuchung findet man hier Temperaturerhöhungen (das Fieber fällt später lytisch ab) sowie bei Ergüssen über 300 ml eine mit Perkussion nachweisbare Dämpfung.

Die hier angegebene Mischung eignet sich sowohl zur Behandlung der trockenen als auch der feuchten Rippenfellentzündung. Der Erfolg ist abhängig von der Grunderkrankung.

Man gebe eine Mischung aus CP 3x oder 12x, FP 12x, KM 3x und NM 3x, bei ausbleibender Besserung gebe man CS 3x. Gleichzeitig soll 2 x täglich 1 Tablette Bryonia D 30 verabreicht werden.

Rückenschmerzen
Man gebe eine Mischung aus CF 3x, CP 3x oder 12x, CS 3x, FP 12x, KP 3x, KS 3x, MP 3x, NM 3x, NP 3x, NS 3x und S 12x, bei ausbleibender Wirkung KM 3x, 2 x täglich 1 Tablette. Rhus toxicodendron ist ebenfalls sehr nützlich.

Rülpsen
Man gebe eine Mischung aus CP 3x oder 12x, CS 3x, FP 12x, KM 3x, KS 3x, NM 3x, NP 3x, NS 3x und S 12x. Zeigt sich keine Besserung, gebe man eine Mischung aus CF 3x, KP 3x und MP 3x.

Samenabgang (unfreiwillig)
Man gebe eine Mischung aus CP 3x oder 12x, CS 3x, KP 3x, NM 3x, NP 3x, NS 3x und S 12x, bei ausbleibender Wirkung eine Mischung aus CF 3x, KM 3x und NS 3x, jeweils 2 x täglich 1 Tablette. Barium carbonicum D 30, Gelsemium D 30 oder Digitalis D 30 sind ebenfalls sehr nützlich.

Samenabgang (zu früh)
Man gebe eine Mischung aus NM 3x, NP 3x und S 12x.

Samen (zu dünn und zu früh abgehend)
Man gebe alle 3 Wochen 1 Tablette NM 200x und 4 x täglich NP 3x. Stellt sich kein Erfolg ein, versuche man die unter „Samenabgang (unfreiwillig)“ angegebenen Medizinen.

Seekrankheit (auch Reisekrankheit)
Man gebe eine Mischung aus KP 3x, NM 3x und NP 3x.

Sehschwäche
Man gebe eine Mischung aus KP 3x und NM 3x. Zudem tropfe man sich 2 x täglich Euphrasia-Wasser (Euphrasia D 2 in wäßriger Lösung) in jedes Auge.

Seite der Erkrankung (Lateralität)
Bei Erkrankungen mit Sitz in der linken Körperhälfte versuche man eine Mischung aus FP 12x, KM 3x, NS 3x, NM 3x und S 12, bei solchen der rechten Körperhälfte eine Mischung aus CP 3x oder 12x, NM 3x und S 12x.

Selbstbefriedigung
Die Tendenz zur Selbstbefriedigung wird mit CP 3x in ansteigender Potenz behandelt. Auch 3 x 1 Tablette Bufo D 30 ist sehr nützlich. Krankhafte Folgen der Selbstbefriedigung behandle man mit 2 x täglich 1 Tablette Staphisagria D 6 oder D 30.

Sexualtrieb
Zur Steigerung des Sexualtriebes gebe man eine Mischung aus KP 3x und MP 3x, zur Dämpfung des Sexualtriebes eine Mischung aus KP 3x, MP 3x, NM 3x und NP 3x.

Skorbut
Skorbut ist eine Mangelerkrankung infolge Mangels an Vitamin C. Als Folge der gestörten Bindegewebssynthese kommt es dabei zu einer Brüchigkeit der Blutgefäße mit allgemeinen Blutungen, Ausfallen der Zähne, Entzündung des Zahnfleisches und verzögerter Wundheilung.

Die hier angegebene Mischung ersetzt nicht die Vitaminzufuhr, bessert jedoch entscheidend die Vitaminresorption bei

Vitamin-C-Mangelernährung.
Man gebe KP 3x.

Skorpionstiche
Nach Einschneiden der Stichstelle reibe man diese mit NM 3x gelöst in Wasser ein.

Skrofulose
Skrofulose ist ein in der heutigen medizinischen Terminologie überholter Begriff, mit dem man früher die Disposition zur Tuberkulose verband. Man versteht heute darunter die Neigung zu chronischen katarrhalischen Entzündungen, wie Entzündungen der Nase, der Bindehäute und Hornhäute, verbunden mit Neigung zum Anschwellen, vor allem der Halslymphknoten.

Man gebe eine Mischung aus CF 3x, CP 3x oder 12x, FP 12x, KM 3x, MP 3x, NP 3x und S 12x. Besteht zudem noch Wassersucht, gebe man KS 3x.

Sonnenstich
Sonnenstich entsteht durch unmittelbare Einwirkung der Sonnenstrahlen, besonders auf den unbedeckten Kopf und Nacken. Die Symptome sind heftige Kopfschmerzen, Übelkeit, Schwindel und Ohrensausen. Eventuell kann es zu Kollaps und Tod infolge von Hirnödemen kommen.

Unter einem Hitzschlag versteht man eine Erkrankung durch Wärmestauung im Körper bei strahlender Sonnenwärme oder schwüler Luft, wobei verminderte Wasserabgabe und gleichzeitige Körperanstrengung eine entscheidende Rolle spielen. Die Symptomatik ist ähnlich wie beim Sonnenstich und äußert sich in Gehirnreizung, Bewußtlosigkeit, Krämpfen und Fieber.

Man gebe zunächst NM 3x, bleibt die Wirkung aus, füge man noch NS 3x und KP 3x hinzu. Die stündliche Einnahme von Glonoinum D 6 oder D 30 hat sich ebenfalls bewährt.

Die obengenannte Mischung eignet sich auch zur Vorbeugung.

Sorgen

Zur Behandlung der Folgen von Kummer und Sorgen gebe man 2 x täglich 1 Tablette Ignatia D 30. Stellt sich kein Erfolg ein, gebe man eine Mischung aus CP 3x oder 12x und KP 3x.

Sprue

Sprue ist ein in vielen tropischen Ländern häufig vorkommendes Malabsorptionssyndrom. Die Ätiologie ist unbekannt. Die Symptome sind voluminöse Stühle, Durchfälle, eine lackfarbene Zunge und infolge der Verdauungsstörungen Vitaminmangelerscheinungen. Durch Resorptionsstörungen für Eiweiß und Kohlehydrate kommt es zu Anämie und schwerster Abmagerung.

Die einheimische Sprue beruht auf einer Unverträglichkeit gegenüber Gliadin, einem Bestandteil mancher Kohlehydrate. Die Symptome sind ähnlich wie bei der tropischen Sprue.

Die hier angegebenen Behandlungsvorschläge eignen sich für beide Spruearten.

Man gebe an 4 aufeinanderfolgenden Tagen morgens 1 Tablette CS 200x und abends 1 Tablette NM 200x.

Scharlach

Scharlach ist eine hauptsächlich durch Tröpfcheninfektion übertragene, durch Streptokokken verursachte meldepflichtige Infektionskrankheit.

Die Krankheit beginnt meist aus heiterem Himmel ohne jegliche Vorboten mit Kopfschmerzen, hohem Fieber (gelegentlich Schüttelfrost) und häufig mit Erbrechen. Es besteht in der Regel starkes Krankheitsgefühl.

Infolge eines Befalls der Rachenschleimhäute kommt es zu einer Angina mit feuerrotem Rachen und gerötetem weichen Gaumen. Die Halslymphknoten sind geschwollen. Am zweiten Krankheitstag beginnt ein Ausschlag mit feinst-fleckiger bis diffuser Rötung an Hals- und Brustgegend. Der Ausschlag breitet sich von oben nach unten aus. Im Gesicht bleibt die Umgebung des Mundes von der Rötung verschont. Die anfangs belegte Zunge läßt allmählich die roten entzündeten Zungenpapillen hervortreten und es kommt zu der sogenannten Himbeerzunge.

Kennzeichnend für einen Scharlachausschlag ist das Verschwinden unter dem Druck eines Glasspatels, wobei sich manchmal die Haut gelblich darstellt.

Zu den Komplikationen des Scharlachs zählt die Mittelohrentzündung (Otitis media), die Entzündung des Herzmuskels (Myocarditis) und die Entzündung der Niere (Glomeruglonephritis).

Die Leber ist zwar häufig zu Beginn der Erkrankung etwas vergrößert, es kommt jedoch zu keinen Spätschäden.

Man gebe eine Mischung aus FP 12×, KM 3×, KS 3×, NM 3×, NP 3×, NS 3× und S 12×. Zur Vorbeugung empfiehlt sich eine tägliche Gabe KM 3× oder Belladonna D6.

Scherpilzflechte (Trichophytie)

Die Scherpilzflechte, heute meist als Tinea bezeichnet, ist eine Fadenpilzerkrankung der Haut, der Haare und der Nägel. Man unterscheidet die oberflächliche von der tiefen Form. Bei der oberflächlichen finden sich rote, scharf begrenzte, juckende, randbetonte Rundherde, die oft im Zentrum abheilen. Bei der tiefen kommt es oft zu furunkuloiden Granulationstumoren, z. B. in der Bartgegend und bei Kindern an der Kopfhaut.

Man gebe 2× wöchentlich 1 Gabe NS 200× 8-4 Wochen lang. Stellt sich kein Erfolg ein, gebe man eine Mischung aus CF 3×, CP 3×, CS 3×, FP 12×, KM 3×, KP 3×, KS 3×, NM 3×, NP 3×, NS 3× und S 12×.

Diese Mischung eignet sich auch zur lokalen Behandlung. Man löst dazu die Salze in Öl oder Vaseline auf und trägt sie auf die befallenen Hautstellen 3-4× täglich auf.

Schielen (Strabismus)

Beim Schielen weichen die normalerweise parallel gestellten Augenachsen beim Blick in die Ferne von der Parallele ab. Man unterscheidet zwischen latentem und manifestem Schielen.

Beim manifesten Schielen unterscheidet man wiederum von einem sogenannten Begleitschielen (Strabismus concomitans) wobei das schielende Auge das andere nach allen Richtungen begleitet. Nach Art der Abweichung der Sehachse spricht man von einem Strabismus convergens = Einwärtsschielen, einem Strabismus divergens = Auswärtsschielen, einem Strabismus sursum = Höhenschielen.

Vom Begleitschielen muß das Schielen infolge einer Augenmuskellähmung unterschieden werden (Strabismus paralyticus).

Die hier angegebene Mischung eignet sich für alle Schielformen. Die Erfolge werden jedoch bei Augenmuskellähmungen schlechter sein als bei den übrigen Schielformen.

Man gebe eine Mischung aus CP 3× oder 12×, FP 12×, KM 3×, KP 6×, MP 12×, NM 3× und NP 3×. Diese Mischung eignet sich auch zur lokalen Behandlung. Man gebe 2× täglich 1 Tropfen der wäßrigen Lösung in jedes Auge.

Schlaflosigkeit

Man gebe KP 3× allein oder eine Mischung aus FP 12×, KM 3×, KP 3×, MP 3×, NM 3× und S 12× alle 15 Minuten vor dem Zubettgehen. Bleibt ein Erfolg aus, gebe man eine Mischung aus CF 3×, CP 3× oder 12×, CS 3×, NP 3× und NS 3×. Ebenfalls nützliche Medikamente sind Chamomilla D6 oder D30 (alle 2-3 Stunden 1 Tablette), Calcium carbonicum D 30 (alle 3-4 Stunden 1 Tablette) Nux vomica D30 (1 Tablette um 18 Uhr und eine vor dem Zubettgehen) sowie Coffea D30 (alle 4 Stunden 1 Tablette).

Schläfrigkeit

Man gebe NM 3×.

Schlafwandeln

Man gebe zunächst KP 3× allein, stellt sich keine Besserung ein, gebe man eine Mischung aus KP 3× und S 12×. Oft ist Zincum metallicum 2× täglich 1 Tablette sehr nützlich.

Schlaganfall (Apoplexie) – (s. auch Halbseitenlähmung)
Ursachen für einen Schlaganfall sind meist eine Massenblutung im Gehirn nach einer Gefäßruptur, wodurch umschriebene Regionen des Gehirns zerstört werden oder Erweichungen des Gehirns infolge Gefäßeinengung durch Arteriosklerose bzw. durch Embolie.

Die Symptomatik richtet sich nach dem betroffenen Hirnareal. Die hier angegebene Mischung steigert die Regenerationsfähigkeit des Gehirns, unabhängig vom Zustandekommen des Schlaganfalls.

Man gebe S 12×. Bleibt die Wirkung aus, gebe man eine Mischung aus CF 3×, FP 12×, KM 3×, KP 3× MP 3×, NM 3× und S 12×. Zur Vorbeugung bei drohendem Schlaganfall gebe man 1× täglich eine Mischung aus CP 3× und S 12×.

Schlangenbisse
Neben den unerläßlichen Allgemeinmaßnahmen (Herzabwärtsabstauen, Kreuzschnitt über der Wunde) gebe man zur Kräftigung des Organismus eine Mischung aus CP 3×, KP 3× und NM 3×.

Schluckauf (Singultus)
Schluckauf entsteht durch eine unwillkürliche, schnelle Zusammenziehung des Zwerchfells mit tönender Einatmung. Die Ursachen für das Zustandekommmen des Schluckaufs sind vielfältig:

Erkrankungen des Magens, der Leber, bei Peritonitis, nach Operationen am Bauch, bei Grippe, bei Erkrankung des Atemzentrums, bei Hysterie, bei Prozessen in der hinteren Schädelgrube, bei Entzündungen des Gehirns, bei Vergiftungen und bei Einnahme bestimmter Medikamte.

Die häufigste Ursache ist eine Zwerchfellreizung infolge eines Drucks vom Magen.

Die unten angegebene Mischung, vor allem bei der letztgenannten, häufigsten Schluckaufform, ist hilfreich. Bei allen anderen Schluckaufformen richtet sich die Prognose nach der Grundkrankheit, deren Behandlung mit anderen Mischungen angegangen werden muß.

Man gebe MP 3× in heißem Wasser gelöst; bei Ausbleiben der Wirkung, gebe man eine Mischung aus CP 3× oder 12×, KM 3×, KP 3×, KS 3×, MP 3×, NM 3×, NP 3×, NS 3× und S 12× stündlich teelöffelweise. Stellt sich dann immer noch kein Erfolg ein, gebe man eine Mischung aus CF 3×, CS 3×, FP 12× und KS 3×. Nux vomica D6 ist oft sehr nützlich.

Schmerzen in jedem Körperteil
Zunächst versuche man eine Mischung aus FP 200×, KP 200× und MP 200× in heißem Wasser gelöst. Bleibt der Erfolg aus, gebe man eine Mischung aus CP 3× oder 12×, FP 12×, KM 3×, KS 3×, MP 3×, NM 3×, NP 3×, NS 3× und S 12×. Versagt auch diese Mischung, gebe man CS 3× und FP 12×. Oft hilft die unter Nervenschmerzen angegebene Mischung. Verschlimmern sich die Schmerzen durch Bewegung, gebe man alle 6 Stunden 1 Tablette Bryonia D6, werden sie dagegen durch fortlaufende Bewegung gebessert, gebe man alle 6 Stunden 1 Tablette Rhus toxicodendron D6. Bei unerträglichen Schmerzen verabreiche man Chamomilla D6. Sehr nützlich sind auch Aconitum D6, Chamomilla D30, Coffea D30, Pulsatilla D6 und Belladonna D6.

Schmerzen mit Lähmungserscheinungen
Man gebe KP 3×.

Schnupfen
siehe Erkältung

Schock
Unter einem Schock versteht man eine Dekompensation des peripheren Kreislaufs mit Mangeldurchblutung der terminalen Strombahn.

Die Ursachen für einen Schock sind vielfältig:
Herzversagen, Flüssigkeitsverlust oder Flüssigkeitsverschiebungen, Toxine von Krankheitserregern, Allergien, Blutungen und Traumen. Eine seltene Schockform entsteht durch Absinken des Blutzuckers (hypoglykämischer Schock).

So vielseitig die Ursachen für einen Schock sind, das klinische Bild ist fast immer einheitlich.

Im Prinzip handelt es sich stets um ein Mißverhältnis von Blutzufuhr und Zellbedarf im Sinne einer Verminderung der kapillaren Durchblutung. Infolge einer anhaltenden Störung der Mikrozirkulation kommt es zur Hypoxie, Azidose und Anhäufung toxischer Stoffwechselprodukte.

In der ersten Schockphase findet man eine Pulsbeschleunigung, bei normalem oder wenig erniedrigten Blutdruckwerten. Auch die Atmung ist beschleunigt. Die Haut kann anfangs relativ gut durchblutet sein, in der Regel ist sie aber blaß, kalt und feucht. Beim septischen Schock durch Bakterientoxine gehört auch Fieber zur klinischen Symptomatik.

In der zweiten Schockphase kommt es zur blassen, kalten und feuchten Haut, sowie zu Ödemen in den inneren Organen (Lungenödem, Hirnödem). Die Herzleistung und der Blutdruck sinken ab und es kommt zu einem völligen Kreislaufzusammenbruch mit Verminderung der Urinmenge.

Wird die zweite Schockphase überlebt, muß mit Spätschäden, besonders an den Nieren, den endokrinen Organen sowie am Gastrointestinaltrakt gerechnet werden.

Man gebe KP 3×.

Schreibkrampf

Der Schreibkrampf ist eine Sonderform der fast immer psychogenen Beschäftigungskrämpfe.

Man gebe entweder eine Mischung aus CP 3×, KP 3× und MP 3× oder eine Mischung aus CP 3× oder 12×, MP 3× und NP 3× alle 2-3 Stunden, 2× täglich 1 Tablette Gelsemium D30 oder Cuprum metallicum D30 sind oft sehr nützlich.

Schreien bei Kindern
Sehr nützlich ist Chamomilla D6. Auch MP 3× kann gegeben werden.

Schuppen
Man gebe eine Mischung aus KM 3×, KS 3× und NM 3×.

Schuppenflechte (Psoriasis)
Bei der Schuppenflechte findet man scharf begrenzte, zuweilen juckende Herde verschiedener Größe und verschiedener Gestalt, die mit silberweißen Schuppen bedeckt sind. Je nach Art und Ausdehnung der Herde unterscheidet man verschieden Unterformen.

Als Komplikation kommt es bei der Psoriasis zu einer chronisch-deformierten Erkrankung der kleinen Hand- und Fußgelenke (Psoriasis arthropathica). Auch die großen Gelenke werden befallen.

Die hier angegebene Mischung eignet sich für alle Formen von Schuppenflechte.

Man gebe eine Mischung aus CF 3×, CP 3× oder 12×, KM 3×, KP 3×, KS 3×, NM 3×, NP 3×, NS 3× und S 12×. Bleibt ein Erfolg aus, gebe man 1 Tablette Psorinum D1000. Diese Gabe soll nicht wiederholt werden.

Schwäche, allgemeine
Man gebe eine Mischung aus CP 3× oder 12×, KP 3× und NM 3×.

Schwangerschaftsbeschwerden (s.auch Entbindung, Geburtserleichterung)
Zur Vorbereitung für eine leichte Entbindung gebe man 2-3× täglich eine Mischung aus CF 3× und KP 3×. Schwangerschaftserbrechen behandelt man mit Ipecacuanha D6. Bei Schwächezuständen gebe man eine Mischung aus CP 3×, KP 3× und NM 3×.

Schwarzwasserkrankheit
siehe Malaria.

Schwatzhaftigkeit
Aconitum D6 ist sehr nützlich.

Schweiß
Bei übermäßiger Schweißbildung gebe man eine Mischung aus CP 3× oder 12×, KP 3×, NP 3× und S 12×.

Will man die Schweißbildung anregen, gebe man eine Mischung aus FP 12×, KM 3× und KS 3×. Wurde der Schweiß durch Erkrankung oder medizinische Maßnahmen unterdrückt, gebe man Silicea in ansteigenden Potenzen und bei Ausbleiben eines Erfolges 2× täglich 1 Tablette Zincum metallicum D30.

Schweißdrüsenentzündung
Man gebe 2× täglich 1 Mischung aus CP 3×, NM 3× und NP 3× oder 2× täglich 1 Tablette Rhus toxicodendron D30.

Schwellungen
Man gebe eine Mischung aus CF 3×, FP 12×, KM 3×, KP 3×, KS 3×, NM 3×, NP 3×, NS 3×, S 12×.

Schwerhörigkeit
Gleiche Behandlung wie Taubheit.

Schwermut
Man gebe 4× täglich KP 3× in ansteigenden Potenzen.

Schwindel
Unter Schwindel versteht man ein Gefühl gestörten Gleichgewichts. An Schwindelunterarten unterscheidet man einen Drehschwindel (der Kranke hat dabei das Gefühl, daß sich die Umwelt oder er selber drehe), einen Schwankschwindel (der Kranke hat das Gefühl, als ob der Boden unter ihm schwanke) und einen Liftschwindel (Bodenschwindel unter den Füßen).

Nach den Auslösungsarten unterscheidet man zwischen einem Lage- und einem Lagerungsschwindel (Auftreten bei Lageänderungen und besonderen Kopfstellungen), einem Belastungsschwindel (z. B. nach Kopfschütteln) und einen Entsicherungsschwindel (in der Dunkelheit, wenn die optische Orientierung fehlt).

Krankhafter Schwindel entsteht durch die Erkrankungen des Ohrlabyrinths, z. B. Labyrinthitis oder nach Verletzungen bzw. bei funktionellen Störungen der örtlichen Vasomotorik. Der Schwindel, der durch eine Störung des Gehörorgans ausgelöst wird, ist fast immer ein Drehschwindel, der mit Nystagmus (Augenzucken), Fallneigung und häufig auch mit Schwerhörigkeit oder Ohrensausen einhergeht.

Auch zahlreiche andere Erkrankungen können Schwindel verursachen, so z. B. Schädigungen des Kleinhirns, Hirndrucksteigerungen, Augenmuskellähmungen, zerebrale Arteriosklerose, Anämie, Vergiftungen, vegetative Dystonie, Epilepsie und vieles andere mehr.

Die hier angegebene Mischung kann bei allen Schwindelformen mit Aussicht auf Erfolg eingesetzt werden.

Man gebe eine Mischung aus FP 12×, KM 3×, KP 3×, KS 3×, MP 3×, NP 3× und NS 3×.

Steifheit
Die in Frage kommenden Medikamte sind Rhus toxicodendron D30, Bryonia D30, Pulsatilla D30 und Ledum palustre D30. Man probiere die Medikamente in der oben angegebenen Reihenfolge. Zeigt sich eine Wirkung, behalte man das Medikament bei und steigere gegebenenfalls die Potenz. Bleibt eine Besserung aus, gehe man zum nächsten Medikament über.

Steinleiden
Zur Auflösung von Steinen aller Art gebe man S 12×.

Sterilität
Unter Sterilität versteht man den Zustand der Unfruchtbarkeit. Es kommen sowohl funktionell-hormonelle als auch pathologisch-anatomische Ursachen in Frage.

Die hier angegebene Mischung eignet sich nur für funktionelle Sterilität infolge hormoneller Mißverhältnisse, nicht für die Sterilität aufgrund pathologisch-anatomischer Veränderungen im Genitaltrakt.

Man gebe eine Mischung NP 3× und S 12× um 8, 17 und 21 Uhr.

Stimme (heiser)
Man gebe eine Mischung aus CF 3×, CP 3× oder 12×, FP 12×, KM 3×, KP 3×, KS 3×, MP 3×, NM 3× und S 12× als feucht-warmen Umschlag. Diese Anwendung eignet sich auch zur Behandlung von Verschleimung und Asthma.

Stimmverlust
Geht die Stimme durch Lähmung verloren, gebe man KP 3× oder Causticum D30.

Stinknase (Ozaena)
Man gebe eine Mischung aus MP 3× und NP 3×. Bleibt die Wirkung aus, gebe man eine Mischung aus CF 3×, CP 3× oder 12×, KM 3×, KP 3×, KS 3×, NM 3×, NP 3×, NS 3× und S 12×.

Stottern (Balbuties; Dysarthrie)
Unter Stottern versteht man eine Unterbrechung der fließen-

den Sprache durch spastische Bewegungen der Artikulations- Phonations- und Respirationsmuskulatur.

Man unterscheidet zwischen klonischem Stottern mit einer Wiederholung von Lauten, Silben und Worten und tonischem Stottern mit Verlängerung des Anlautes. Eine kombinierte Form tritt ebenfalls auf.

Unter primärem Stottern versteht man eine organisch-bedingte Störung, die meist mit anderen Sprachstörungen verbunden ist. Das sekundäre Stottern ist eine Sprachneurose, die nach starken Erlebnissen (Angst, Schreck, Konflikte oder nach Erziehungsfehlern) auftritt.

Die hier angegebene Mischung eignet sich für alle Formen des Stotterns.

Man gebe eine Mischung aus KP 3× und MP 3× in heißem Wasser gelöst und gehe allmählich zu höheren Potenzen über. Oder man gebe für 1-2 Wochen 3× täglich eine Gabe Cuprum metallicum D6.

Ebenso hat sich folgendes Vorgehen bewährt: Zunächst 3× täglich 1 Tablette Staphisagria D30, dann 3 Wochen lang 1× wöchentlich 1 Tablette Staphisagria D200. Bleibt dann eine Wirkung aus, versuche man Hyoscyamus D30 oder Stramonium D30.

Stuhl (s. auch Verstopfung)
gelb: Mischung aus KS 3× und NS 3×.
grün: Mischung aus CP 3× oder 12×, NP 3× und NS 3×.
hart: Mischung aus CP 3× oder 12×, NM 3× und NS 3×.
schafkotartig: Mischung aus NS 3× und S 12×.
schwarz: Mischung aus KS 3× und NS 3×.
unverdaut: Mischung aus FP 12×, KM 3×, NM 3× und S 12×.
wäßrig: Man gebe nach jeder Entleerung 1 Tablette Podophyllum D6, bei Ausbleiben der Wirkung, gebe man die Mischung für Cholera.
weiß: Mischung aus KM 3×, NM 3× und NP 3×.

Tabakkauen
Man gebe CP 3× oder 12× täglich 1 Tablette Tabacum D30.

Taubheit
Man gebe 5-6× täglich KM 3× ca. 1 Woche lang. Stellt sich keine Besserung ein, gebe man eine Mischung aus CP 3×, KM 3×, KP 3×, KS 3×, MP 3×, NM 3×, NP 3× und S 12×. Bleibt auch dann ein Erfolg aus, gebe man eine Mischung aus FP 12×, KM 3×, KP 3×, KS 3×, NM 3× und S 12×. Bei Ausbleiben einer Besserung, versuche man CF 3×, CP 3× oder 12×, CS 3×, MP 3×, NP 3× und NS 3×.

Taubheit (bei alten Leuten)
Man gebe täglich 1 Tablette Barium phosphoricum D30, nach einer Woche (wenn nötig) 1× wöchentlich 1 Tablette Barium phosphoricum D200 ca. einen Monat lang.

Thrombose
Thrombose ist eine Blutpfropfenbildung, die durch Gerinnung von Blut innerhalb von Gefäßen zu Lebzeiten auftritt.

Beim Zustandekommen einer Thrombose müssen mehrere Faktoren zusammenspielen:

1. Ein Gefäßwandschaden, 2. eine Hyperkoagulämie, das ist eine erhöhte Gerinnungsfähigkeit des Blutes und 3. ein verändertes Stromzeitvolumen mit Folge von Wirbelbildung bzw. Viskositätserhöhung des Blutes.

Eine Thrombose entsteht bevorzugt durch längeres Ruhestellen des Patienten. Sie ist eine gefürchtete postoperative Komplikation mit Gefahr einer Lungenembolie. Am häufigsten tritt die Thrombose im Bereich der unteren Extremitäten auf.

Die lokalen Symptome sind Schweregefühl und Schmerzen im befallenen Gebiet, dann Venendruckschmerz und ein Ödem, das man durch Messung, z. B. des Waden- und Oberschenkelumfangs feststellen kann, die oberflächlichen Venen sind immer erweitert. Die betreffende Extremität verfärbt sich beim Herabhängen blau.

Man gebe alle 5 Minuten bis zum Eintritt einer Besserung KM 3× oder 6×. Ebenfalls gut geeignet ist Arsenicum album D6, D12, oder D30 in viertelstündigem Abstand bis zum Eintritt einer Besserung.

Tierbisse
Man gebe eine Mischung aus FP 12×, KM 3×, KP 3×, NM 3× und S 12× sowohl innerlich als auch als Wundumschlag.

Tollwut (Lyssa)
Tollwut ist eine durch Hunde-, Wolf-, Fuchs- oder Katzenbiß übertragene Infektionskrankheit. Die Inkubationszeit beträgt 1-6 Monate.

Die Erkrankung beginnt mit Rötung der Bißwunde, Kopfschmerzen, dann folgen tonische Krämpfe der Schlund-, Kehlkopf- und Atemmuskulatur mit Erstickungsgefühl, Atemnot, starkem Speichelfluß bei qualvollem Durst, verbunden mit der Unmöglichkeit, zu schlucken. Der Tod tritt meist infolge von Herzmuskellähmung ein.
1 Tablette Hydrophobium (Lyssinum) D1000 reicht zur Behandlung aus. Ist Hydrophobium nicht erhältlich, gebe man 2-3× täglich Stramonium D6 oder D30. Ebenfalls nützlich sind Gaben von KP 3× und MP 3× in kurzen Abständen.

Trauer, Traurigkeit
Man gebe KS 3×.

Tripper (Gonorrhöe)
Gonorrhöe ist die häufigste Geschlechtskrankheit. Sie wird meist durch den Geschlechtsverkehr übertragen. Die Inkubationszeit beträgt durchschnittlich 3 Tage. Bei Mann und Frau verlaufen Gonorrhöen unterschiedlich. Beim Mann kommt es 2-3 Tage nach der Ansteckung zu einem Brennen in der vorderen Harnröhre mit erst wäßrigem, dann bald eitrigem Ausfluß, der zu einer entzündlichen Phimose führen kann.

Nach etwa 3 Wochen wird auch der hintere Teil der Harnröhre hinter dem Schließmuskel befallen. Die Symptomatik äußert sich dann in schmerzhaften Erektionen, häufigem Harndrang und Blutung am Ende der Miktion.

Bei der chronischen Gonorrhöe findet sich tagsüber kein Ausfluß. Morgens ist die Harnröhrenöffnung verklebt, der

Morgenurin enthält Fäden aus Schleim, Epithelien und weißen Blutkörperchen.

Eine gonorrhoische Nebenhodenentzündung gehört zu den seltenen Komplikationen. Tritt sie beidseitig auf, so kann sie Ursache für eine Sterilität des Mannes sein. Weitere Komplikationen sind Entzündungen des Lymphganges, postgonorrhoischer Harnröhrenkatarrh, Entzündungen der Vorsteherdrüse (Prostatistis) und Entzündungen der Samenbläschen.

Bei der Gonorrhöe der Frau wird zunächst der Muttermund befallen. Es kommt zu einer Rötung und Schwellung des Muttermundes mit grün-gelblichem Ausfluß. Die Harnröhre wird erst in zweiter Linie befallen (evtl. Brennen beim Wasserlassen). Die Scheide wird fast nie affiziert. Selten entsteht eine hühnereigroße schmerzhafte Anschwellung der großen und kleinen Schamlippen (Bartoliniabszeß).

Befallen die Erreger (Gonokokken) die Adnexe (Eierstöcke und Eileiter), so kann es dort zu Entzündungen und Abszessen mit hohem Fieber, kolikartigen Schmerzen und Bauchfellreizungen führen.

Spätfolgen sind die Sterilität und die Einengung des Eileiters, was oft zu Bauchhöhlenschwangerschaften führen kann.

Man gebe eine Mischung aus CF 3×, CP 3× oder 12×, KM 3×, KP 3×, KS 3×, NM 3× und S 12×. Stellt sich innerhalb von 1-2 Tagen keine Besserung ein, gebe man 1× wöchentlich 1 Tablette S 200×. Ebenso eignet sich Pulsatilla D6 gut zur Behandlung.

Bei nur anbehandeltem oder unterdrücktem Tripper gebe man alle 2 Wochen Thuja D200, dann eine Mischung aus CP 3× oder 12× und KS 3×, bei grünem Ausfluß NS 3×.

Trommelfellriß

Man gebe S 12×.

Tuberkulose

Tuberkulose ist eine weltweit verbreitete, bakterielle Infektionskrankheit, die chronisch verläuft und bevorzugt in den Atemorganen lokalisiert ist, jedoch grundsätzlich alle Organe befallen kann. Erreger ist das Mycobakterium tuberculosis. Die Infektionsquelle sind überwiegend erkrankte, meist ältere Menschen, seltener erkrankte Rinder (Milch) und noch seltener erkrankte Haustiere. Die Übertragung erfolgt durch Tröpfcheninfektion über die Atemwege, seltener oral durch infizierte Milch oder Käse.

Die Inkubationszeit vom Eindringen der Tuberkelbakterien bis zur Tuberkulinkonversion gerechnet, beträgt 4-6 Wochen.

Der klinische Verlauf ist von der Menge der Erreger, ihrer Virulenz sowie der besonderen Widerstandskraft des Organismus abhängig. Es gibt deshalb keine exakte Beschreibung des Krankheitsverlaufes.

Die Primärtuberkulose ist die häufigste Form im Kindesalter. Sie betrifft in 90% die Lunge, seltener die Halslymphknoten, den Darm oder die Haut. Der Verlauf einer Primärtuberkulose ist symptomarm. Über 3-4 Wochen findet man subfebrile Temperaturen, manchmal ein Erythema nodosum (Hautausschlag mit Knötchen in der Haut), Ermüdbarkeit, Appetitlosigkeit und Gewichtsabnahme sowie eine vermehrte Neigung zum Schwitzen, selbst bei geringen Anstrengungen.

Die postprimäre Tuberkulose entsteht durch Streuung von Tuberkulosebakterien im Organismus, die entweder aus einem frischen Primärkomplex, d. h. aus dem Lungenherd einer Primärtuberkulose oder aus alten Herden zustandekommen können. Unter ungünstigen Abwehrbedingungen kann eine starke Streuung, besonders bei Erstinfektionen, auftreten. Eine Streuung in den gesamten Organismus nennt man Miliar-Tuberkulose. Man findet meist hohes, lang anhaltendes Fieber, schweres Krankheitsgefühl, Milzvergrößerung und bisweilen Hauttuberkuloide. Bei mehr als 50% aller Miliartuberkulosen kommt es zu einer Gehirnhautentzündung (Meningitis tuberculosa) mit meist hohem Fieber, Erbrechen, Kopfschmerzen und gelegentlichen Wesensänderungen.

Aus Herden nahe des Rippenfells entwickelt sich die tuberkulöse Rippenfellentzündung (Pleuritis tuberculosa). Bei Aussaat auf dem Blutwege findet sich oft eine Peritonitis tuberculosa, eine tuberkulöse Entzündung des Bauchfells.

Beispiele für Spätformen, die sich erst Jahre nach der

Erstinfektion manifestieren können, sind die Knochen- oder Gelenkstuberkulose, die sogenannte Phthise, früher hoch akut, heute überwiegend schleichend verlaufende Erkrankungen mit Husten, Mattigkeit, subfebrilen Temperaturen und Blutauswurf.

Die Aussaat in die Niere führt zu einem schleichenden symptomarmen Verlauf, der unbehandelt in eine tuberkulöse Pyelonephritis bis zur Niereninsuffizienz fortschreiten kann. Beim Mann kommt es selten zu tuberkulösen Infektionen der Nebenhoden, bei der Frau zu tuberkulösen Infektionen der Adnexe, die bei beiden Geschlechtern zu Sterilität führen können.

Bei Lungenbluten bzw. bei blutigem Auswurf gebe man eine Mischung aus FP 12×, KM 3×, MP 3× und NP 3×. Besteht keine Blutung, füge man der Mischung KS 3× hinzu.

Täglich gebe man eine Gabe einer Mischung aus CP 3×, KP 3× und NM 3×. Besonders im Anfangsstadium der Tuberkulose wirkt diese Mischung sehr gut. Stellt sich nach 2-3 Wochen keine Besserung ein, gebe man eine Mischung aus CS 3×, FP 12×, KP 3×, MP 3×, NM 3×, NP 3×, NS 3× und S 12×.

In einer Vielzahl der Fälle hat sich Tuberculinum D1000 als nützlich erwiesen. Die Gabe soll nicht wiederholt werden. Bei der Behandlung von Knochentuberkulose verfahre man wie oben beschrieben. Führt die obige Behandlung nicht zum Ziel, gebe man eine Mischung aus CF 3×, CP 3× und S 12×.

Tumore (außer Krebs)
Bei allen gutartigen Tumoren gebe man eine Mischung aus CF 12×, CP 3× oder 12×, CS 3×, KM 3×, KP 3×, KS 3×, NM 3×, NP 3× und S 12×.

Typhus
Typhus ist eine durch Salmonella typhi hervorgerufene, melde- und isolierungspflichtige septische Infektionskrankheit. Die Übertragung erfolgt durch orale Aufnahme der Erreger mit Nahrungsmitteln, Wasser und Milch.

Nach einer Inkubationszeit von 7-14 Tagen kommt es zu Mattigkeit, Kopfschmerzen und einem langsamen treppenförmigen Fieberanstieg. Nach ca. 8 Tagen bleibt das Fieber mitunter wochenlang auf Temperaturen um 40-41 Grad erhalten. Die Sinneswahrnehmung ist stark beeinträchtigt. Der Kranke hat eine typisch grau-gelb belegte Typhuszunge; trotz des hohen Fiebers ist der Puls langsam. Die Milz ist geschwollen, der Stuhl ist wie Erbsenbrei und wechselt mit Episoden der Verstopfung.

Die Kranken verlieren das Kopfhaar und infolge des langen Liegens kommt es zu Liegegeschwüren (Decubitus).

Nach morgendlichen Fieberremissionen kommt es stufenweise zu einer Entfieberung, die Rekonvaleszenz dauert sehr lang. Komplikationen sind Darmblutungen, Darmgeschwüre mit eventuellem Durchbruch und Bauchfellentzündung, Entzündung des Herzmuskels, Lungenentzündung, Milzrisse, Thrombosen, Entzündungen der Hirnhäute und der Gallenwege.

Zunächst gebe man 2-stündlich KP 3× einen Tag lang. Bessert sich der Zustand des Patienten, fahre man in der Behandlung fort, wenn nicht, steigere man allmählich die Potenz. Stellt sich nach ausreichend langer Behandlungsdauer keine Besserung ein, gebe man eine Mischung aus FP 12×, KM 3×, KP 3×, NM 3×, NP 3×, NS 3× und S 12× in 2-3 stündigem Abstand. Bessert sich auch dann der Zustand des Patienten nicht, gebe man eine Mischung aus NM 3×, NP 3× und S 12×. Feste Nahrung soll vermieden werden, bis der Patient endgültig wiederhergestellt ist.

Oft erzielt man eine Heilung mit Baptisia D6, Rhus toxicodendron D6 oder Bryonia D6. Man gibt alle 4 Stunden 1 Tablette. Stellt sich keine Besserung ein, gebe man eine Mischung aus CP 3× oder 12×, FP 12×, KM 3×, KP 3×, MP 3×, NM 3× und NS 3×, bei nicht ausreichender Wirkung innerhalb von 2 Tagen, füge man der Mischung CS 3× hinzu. Baptisia kann beibehalten werden.

Übelkeit

Man gebe 3-4× täglich Ipecacuanha D6, Rhus toxicodendron D6 oder die Cholera-Mischung.

Urämie (Harnvergiftung)
Urämie ist das terminale Stadium der Niereninsuffizienz. Im Blutserum lassen sich erhöhte Konzentrationen harnpflichtiger Substanzen nachweisen. Ebenso kommt es zu einem Anstieg von Stoffwechselvergiftungen und zu einer Übersäuerung des Organismus.

Eine Urämie führt zu Veränderungen der blutbildenden Organe (Anämie, Thrombozytämie mit Blutungsneigung), zu Veränderungen des Herzkreislaufsystems (Herzbeutelentzündung, Hochdruck, Überwässerung), zu Störungen im Magen-Darm-Trakt (Abmagerung, Übelkeit, Erbrechen und Durchfälle) oder zu Veränderungen im Skelettsystem.

Die Funktion des Nervensystems ist ebenfalls beeinträchtigt. So kommt es bei chronischer Urämie zu einer peripheren Polyneuropathie und zu Störungen des Zentralnervensystems mit Konzentrationsschwäche, Wesensveränderung, Verwirrtheitszuständen und Krampfneigung. Ohne Therapie versterben die Patienten im urämischen Koma.

Man gebe eine Mischung aus FP 12×, KM 3× und NP 3×. Ebenfalls hat sich die 2-3 stündliche Gabe von Opium D6 bewährt.

Urin
Blutig oder schwarz:
Mischung aus FP 12×, KM 3×, KP 3×, KS 3× und NM 3×.
Staubartiger Bodensatz:
Mischung aus NM 3×, NS 3× und S12×.
Eiter und Schleim im Urin:
Mischung aus NS 3×.
Eiweiß im Urin:
Mischung aus KM 3× und KS 3×, bei ausbleibender Wirkung gebe man eine Mischung aus CP 3× oder 12×, KM 3×, KP 3×, KS 3×, NM 3×, NP 3×, NS 3× und S 12×. Bleibt auch dann eine Besserung aus, gebe man eine Mischung aus CS 3× und FP 12×.
Verminderung der Urinmenge:
Man gebe alle 3-4 Stunden 1 Tablette Acidum phosphoricum D6 1-2 Tage lang. Bei ausbleibender Wirkung gebe man eine

Mischung aus CF 3×, CP 3× oder 12×, FP 12×, NM 3× und NS 3×.
Grün oder gelbgrün:
Mischung aus KP 3× und NS 3×.
Harnsäure im Bodensatz:
Mischung aus KM 3× und S 12×.
Häufig:
Mischung aus CP 3× oder 12×, FP 12×, NM 3× und NS 3×.
Gries im Urin:
Mischung aus CP 3× oder 12×, MP 3×, NS 3× und S 12×.
Milchig-weiß:
NM 3×.
Phosphate im Urin:
Mischung aus CP 3× oder 12×.
Stinkend:
Mischung aus CF 3× und S 12×.
Unfähig Urin zu halten:
Mischung aus CP 3× oder 12×, KP 3× und NP 3×; (beim Husten abgehend:) Mischung aus FP 12×, KM 3× und NM 3×.
Urinverhaltung:
Mischung aus MP 3× und NS 3× in heißem Wasser. Bei kleinen Kindern, besonders, wenn dazu noch Fieber besteht, gebe man eine Mischung aus FP 12× und KM 3×.
Vermehrung der Urinmenge:
Mischung aus CF 3× und NS 3×. Stellt sich in wenigen Stunden keine Besserung ein, gebe man eine Mischung aus CF 3×, FP 12×, KM 3×, KP 3×, NM 3×, NP 3×, NS 3× und S 12×.
Weißlicher Bodensatz:
KM 3×.
Zucker im Urin:
NS 3×.

Veitstanz (Chorea)
Der Veitstanz oder Chorea ist gekennzeichnet durch eine Hypotonie der Muskulatur, verbunden mit typischen schnellen, unwillkürlichen Kontraktionen einzelner, wechselnder Muskeln oder Muskelgruppen. Dadurch entsteht das Bild allgemeiner motorischer Unruhe und ständigen Grimassierens.

Bei der neurologischen Untersuchung fällt auf, daß der Patellarsehnenreflex nur zögernd abklingt.

Die Krankheit äußert sich in vier verschiedenen Krankheitsbildern:

1. Chorea minor Sydenham. Es handelt sich dabei um eine pararheumatische Erkrankung mit günstiger Prognose, die vorwiegend Mädchen zwischen dem 5. und 13. Lebensjahr befällt.
2. Chorea gravidarum. Diese Erkrankung tritt in den ersten Schwangerschaftsmonaten, selten im Wochenbett und fast stets während der ersten Schwangerschaft auf. Als auslösender Faktor wird die hormonelle Umstellung während der Frühschwangerschaft diskutiert.
3. Chorea Huntington (Chorea chronica progressiva). Dabei handelt es sich um ein dominant vererbtes Nervenleiden, das beide Geschlechter gleichermaßen zwischen dem 35. und 55. Lebensjahr befällt. Die Krankheit ist zusätzlich zu den schon oben beschriebenen, unwillkürlichen Bewegungen durch zunehmende Demenz und Persönlichkeitsabbau charakterisiert.
4. Chorea electrica. Es handelt sich dabei um eine Kombination von Entzündungen der Nerven (Polyneuritis) und einer Encephalitis (Gehirnentzündung). Die Muskelzukkungen betreffen vor allem Gesicht und Extremitäten, zusätzlich klagen die Patienten über Kopfschmerzen und Fieber.

Die unten angegebene Mischung kann für alle Formen der Chorea verwendet werden. Die Erfolgsaussichten sind bei der Chorea chronica progressiva am schlechtesten.

Man gebe eine Mischung aus CP 3× oder 12×, MP 3×, NM 3×, NP 3× und S 12× in heißem Wasser gelöst. Sehr nützlich ist auch 1× täglich 1 Tablette Zincum metallicum D30.

Venenerweiterungen und andere Venenerkrankungen

Man gebe eine Mischung aus CF 3×, FP 12×, KM 3×, KP 3× und MP 3×.

Verbrennungen
Man gebe eine Mischung aus CP 3×, CS 3×, FP 12×, KM 3×, KP 3×, KS 3×, NM 3× und NP 3× in kurzen Zeitabständen, sowohl innerlich als auch äußerlich in Öl gelöst. Ist die Wunde bereits offen, gebe man eine Mischung aus CS 6×, FP 12×, KM 3×, KP 3×, KS 3×, NM 3×, NP 3× und S 12×, innerlich und äußerlich in Wasser oder Öl gelöst. Bringt dies keine Besserung, gebe man CS 3× sowohl innerlich als auch äußerlich.

Verdauungsbeschwerden
Man gebe eine Mischung aus CS 3×, KP 3× und NM 3×, bei Ausbleiben der Besserung CP 3× oder 12×, KM 3×, MP 3×, NP 3× und S 12×. Eine andere Therapiemöglichkeit ist die Gabe von CS 200× am Morgen und NM 200× am Abend jeden 2. Tag.

Verdauungsstörungen mit Erbrechen
Man gebe morgens eine Tablette Sulfur D30 und abends eine Tablette Nux vomica D30.

Verfrorenheit
Man gebe eine Mischung aus CP 3×, NM 3× und S 12×.

Verletzungen
Allgemein behandle man Verletzungen mit einer Mischung aus CF 3×, CP 3× oder 12×, FP 12×, KM 3×, KP 3×, NP 3× und S 12×. Bei Schnittverletzungen gebe man Staphisagria D30 3× täglich 1 Tablette. Stichverletzungen behandle man mit 2× täglich 1 Tablette Ledum palustre D30, Verletzungen durch stumpfe Gegenstände mit 2× täglich 1 Tablette Arnica D30. Verletzungen der Nerven sprechen gut auf 3× täglich 1 Tablette Hypericum D30 oder Ledum palustre D30 an. Bei Kopfverletzungen und deren Folgen erzielt man gute Erfolge mit NS 3× in ansteigenden Potenzen bis NS 200× oder mit einer Mischung aus KP 3×, MP 3× und NS 3×. Stellt sich kein

Erfolg ein, gebe man eine Mischung aus CP 3× oder 12×, FP 12×, KM 3×, KP 3×, MP 3× und NS 3×. Ist die Wunde infiziert und bildet sich Eiter, gebe man S 12× oder eine Mischung aus CS 3× und S 12×.

Blutet eine Wunde stark, bestäube man sie mit FP 12×.

Wurde ein Knochen mit verletzt, gebe man 4-5× täglich eine Mischung aus CF 3×, CP 3× oder 12× und FP 12× über lange Zeit.

Operationswunden siehe unter chirurgische Operationen.

Verrenkungen
Man gebe eine Mischung aus CF 3×, CP 3× oder 12×, CS 3× und NM 3×.

Verstopfung (s. auch Stuhl)
Man gebe zuerst KM 3× allein. Stellt sich kein Erfolg ein, gebe man eine Mischung aus CF 3×, CP 3× oder 12×, FP 12×, KM 3×, KP 3×, KS 3×, MP 3×, NM 3×, NP 3×, NS 3× und S 12×. Bleibt auch jetzt ein Erfolg aus, füge man CS 3× hinzu.

Verzögerungen der geistigen und körperlichen Entwicklung
Man gebe alle 2 Wochen eine Gabe Barium carbonicum D200.

Verzögertes Laufen
Man gebe eine Mischung aus CP 3× und NM 3×.

Verzögertes Sprechen
Man gebe eine Mischung aus CP 3× und NM 3×.

Verzögertes Wachstum (s. Wachstum)

Vorfall (z. B. Gebärmutter, Mastdarm)
Man gebe 2-3 Wochen lang eine Mischung aus CF 3×, CS 3×, FP 12× und NM 3×. Bleibt die Wirkung aus, gebe man eine Mischung aus CF 3×, CP 3× oder 12×, CS 3×, FP 12×, KP 3×, MP 3×, NM 3×, NP 3×, NS 3× und S 12×.

Diese Mischung eignet sich auch zur örtlichen Anwendung. Sie wird dazu in Vaseline oder Öl gelöst. Bringt auch das keine Besserung, gebe man eine Mischung aus KM 3× und KS 3×, dazu 2× täglich 1 Tablette Ignatia D30 oder Podophyllum D30.

Vorhaut (zu lose oder geschwollen)
Man gebe eine Mischung aus NM 3× und NS 3×.

Vorsteherdrüse (vergrößert) = (Prostataadenom)
Aus bisher noch nicht geklärten Ursachen (vielleicht durch Verschiebung des Verhältnisses zwischen männlichen und weiblichen Sexualhormonen im Alter) kommt es jenseits des 50. Lebensjahres bei etwa 60% aller Männer zu einer Vergrößerung der periurethralen Drüsen und auch Teilen des Gewebsmantels um den Harnröhrenanteil der Prostata. Durch fortschreitendes Wachstum des Adenoms wird das eigentliche Prostatagewebe nach und nach peripher verdrängt und schließlich abgeflacht, so daß es am Ende als flache Kapsel das Adenom wie eine Orangenschale die Orange umgibt.

Das Prostataadenom verläuft in drei Stadien:
Das erste Stadium ist gekennzeichnet durch häufigen, meist nächtlichen Harndrang, wobei die Entleerung erst nach längerem Warten in abgeschwächtem und verdünntem Strahl eintritt, obwohl die Bauchpresse angewendet wird. Durch die noch kräftige Austreibungsmuskulatur ist eine vollständige Entleerung der Blase möglich. Infolge der Mehrarbeit der Blasenmuskulatur kann sich eine sogenannte Balkenblase ausbilden. Die Beschwerden verschlimmern sich meist durch Alkoholgenuß, nasse Füsse, Stuhlverstopfung oder langes Sitzen. Besserung tritt in der Regel durch ausreichende Bewegung, Wärme und entsprechende leichte Diät ein.

Das zweite Stadium ist durch eine Insuffizienz der Blase gekennzeichnet: Infolge der Erschlaffung der sich immer mehr ausdehnenden Blase ist keine vollständige Entleerung mehr möglich. Es bleiben Restharnmengen zwischen 50 ml und mehreren Litern zurück. Der Harndrang – besonders nachts – verstärkt sich, oft kommt es zu Blutdrucksteigerungen.

Das dritte Stadium ist durch eine Niereninsuffizienz gekennzeichnet. Die Urämie (siehe diese) beginnt schleichend. Infolge des nahezu vollständig gestörten Harnabflusses kommt es beim Urinieren zu einem Rückstau in die Nieren.

Obwohl es sich beim dritten Stadium um einen objektiv gefährlichen Zustand handelt, verspürt der Patient infolge der langen Zeit der Gewöhnung der Blasenmuskulatur und ihrer Nerven meist nur geringe Beschwerden.

Man gebe alle 2 Wochen 1 Tablette Natrium carbonicum D200, dazu eine Mischung NS 3× und S 12× 4× täglich. Nach 1-2 wöchiger Behandlung ersetze man NS 3× durch NS 6× und füge CF 30× hinzu. Bessert sich daraufhin der Zustand des Patienten nicht innerhalb einer Woche, gebe man 2× täglich 1 Mischung aus CF 30×, CP 12×, KP 3×, MP 3×, NP 3×, NS 3× und S 12×. Die Potenz von NS soll allmählich bis NS 30× gesteigert werden.

Zusätzlich behandle man mit 2× täglich 1 Tablette Acidum benzoicum D30 über 1-2 Wochen und gehe dann auf Acidum benzoicum D200 alle 2 Wochen 1 Tablette über.

Bringt dies keine Besserung, gebe man in gleicher Weise Staphisagria D30, dann D200.

Bei akuten Prostataschwellungen behandle man mit MP 3× in heißem Wasser gelöst.

Wachstum (verzögert)
CP 200× einmal wöchentlich, S 12× 1 Dosis täglich.

Wadenschmerzen
CP 200×, eine Tablette tägl. morgens und NM 200×, eine Tablette am Abend. Die Gabe soll nach ungefähr einer Woche wiederholt werden.

Wahnsinn (endogene und exogene Psychosen)
Unter Psychose versteht man eine zentralbedingte Störung der psychischen Funktionen, die über den bis dahin Gesunden schicksalhaft hereinbricht und ihn oft weitgehend verändert. Psychosen führen zu einem Strukturwandel des gesamten Erlebens. Sie lassen sich von den anderen psychischen Störungen meist durch ihre Symptomatik, sicher aber durch ihren Verlauf abgrenzen.

Man unterscheidet zwischen endogenen und exogenen Psychosen.

Exogene = organische = körperlich begründbare = symptomatische Psychosen: Die Psychose ist dabei lediglich Symptom einer anderen, oft nachweisbaren körperlichen Störung. Der jeweiligen Noxe entspricht aber nicht ein bestimmtes psychopathologisches Bild. Symptomatische Psychosen treten auf bei Typhus, Kohlenmonoxydvergiftungen, Salizylanämie und bestimmten Herz-Kreislauferkrankungen.

Kernsymptom der symptomatischen Psychose ist die Bewußtseinstörung, die zu einem Gesamtwandel des aktuellen Erlebnisfeldes führt. Zu beobachten sind Störungen der Merkfähigkeit und Wahnphänomene.

Endogene Psychosen sind Psychosen ohne bisher nachweisbare aber vermutete körperliche Störungen. Zu ihnen gehört die Schizophrenie und die Zyklothymie.

Eine besondere Stellung nehmen die experimentiellen oder Modellpsychosen ein, die durch bestimmte Drogen (LSD, Mescalin u. a.) provoziert sind. Man rechnet sie den exogenen Psychosen zu, sofern nicht durch sie eine latent vorhandene endogene Psychose manifestiert wird.

Mischung aus CP 3×, CS 3×, KP 3×, NM 3× und S 12× in etwas Wasser. Man nehme davon einen Teelöffel um 8 Uhr morgens, einen Teelöffel gegen Mittag, einen Teelöffel gegen 16 Uhr und einen Teelöffel gegen 20 Uhr.

KP 3×, 6×, 12×, 30× oder 200× (eins nach dem anderen) allein halfen in den meisten Fällen.

KP 200× nehme man einmal täglich, in anderen Potenzen 3-4× täglich ein. Man beginnt mit KP 3×, dann KP 6×, KP 12×, KP 30×, KP 200×. Wenn dieses Mittel versagt, gebe man eine Mischung aus CP 3× oder 12×, CS 3×, FP 12×, KM

3×, KP 3×, NM 3×, NP 3×, NS 3× und S 12×.

Hyoscyamus 30 (1 Pille 3× täglich) ist in den Fällen angezeigt, in denen der Patient zu Wutausbrüchen neigt. Veratrum album 30 ist für Patienten, die Gegenstände zerstören und über religiöse- oder Liebesangelegenheiten sprechen. Platinum D30 wirkt bei Patienten, die zu sehr an sich selbst denken. Auch FP 12× ist gut in den Fällen, bei denen der Patient zu Wutausbrüchen neigt.

Warzen (Verrucae)

Warzen sind gutartige infektiöse, durch ein Papillo-Virus hervorgerufene, überimpfbare Neubildungen der Haut. Minderdurchblutung der Endglieder (Akrozyanose) fördert ihre Entstehung. Die Inkubationszeit schwankt zwischen 6 Wochen und 20 Monaten.

Bei sykotischen Warzen (Feigwarzen = Condylomata accuminata) gebe man NS 3×, bei anderen Warzen eine Mischung aus NS 3× und KM 3×, sowohl örtlich, als auch zur inneren Einnahme 4-5 × einen Teelöffel voll. Eine Tablette Thuja 3× täglich über eine Woche, gefolgt von einer Tablette Thuja D200 einmal alle drei Wochen, insgesamt 3 Dosen, bringt oft Erfolge. Danach sollte man Thuja D1000 eine Tablette monatlich, insgesamt 3 Dosen einnehmen. Nützlich ist auch die lokale Anwendung von Sabinatinktur, sowie eine Mischung aus CP 3× oder 12×, KM 3×, NM 3×, NS 3× und S 12×.

Wasser (z. B. Aszites)

Bei Wasseransammlungen im Bereich einer Leibeshöhle gebe man eine Mischung aus CF 3×, KM 12×, KP 12×, KS 3×, NM 12×, NS 12×. Tritt eine Verschlimmerung des Nachts ein, so soll S 12× hinzugefügt werden. Ebenso nützlich ist die Gabe von Arsenicum album D6, eine Tablette zwischen 6 und 7 Uhr morgens und eine gegen 15 Uhr nachmittags. Bei wassersüchtigen Schwellungen der Arme, Beine, aber auch der Augenlider und des Gesichtes gebe man eine Mischung aus FP 12×, KM 3×, KP 3×, NM 3×, NS 3× und S 12×. Dazu Apis D30 3× täglich eine Tablette.

Wasserbruch (Hydrozele)
Man versteht darunter eine serös entzündliche Flüssigkeitsansammlung, z. B. in der Scheidehaut des Hodens oder des Samenstranges.

Man gebe eine Mischung aus KM 3×, NM 3× und NS 3×, jeweils um 8 Uhr morgens, gegen Mittag, um 16 Uhr nachmittags und um 20 Uhr abends über 2 Wochen. Dann steigere man die Potenz der Mittel auf 6× und schließlich auf 12×. Jede Potenzstufe soll zwei Wochen lang gegeben werden. Kommt es zu keiner Besserung, gebe man NM 1000 eine Dosis, alle drei Wochen. Sollte auch das zu keinem Erfolg führen, eine Mischung aus CF 6×, CP 3× oder 12×, FP 12×, KM 3×, NM 12×, NP 3×, NS 6× und S 30×. Nützlich ist auch die Gabe von Silicea D 200, alle zwei Wochen eine Dosis. Ist der Wasserbruch Folge einer Verletzung, gebe man Arnica D 1000, einmal wöchentlich.

Wasserkopf (Hydrocephalus)
Unter Hydrocephalus versteht man eine Erweiterung der Liquorräume. Beim Hydrocephalus externus ist der Subarachnoidalraum, bei Hydrocephalus internus das Ventrikelsystem im Gehirn erweitert. Unter Hydrocephalus communicans versteht man eine Erweiterung der inneren und äußeren Liquorräume, bei erhaltener Verbindung zwischen den Liquorräumen.

Als Ursache kommen grundsätzlich zwei Mechanismen in Frage: 1. Die Liquorzirkulation ist gestört und zwar entweder in Form einer verminderten Liquorresorption (Hydrocephalus aresorptivus) z. B. als Komplikation nach einer Hirnhautentzündung oder die Liquorpassage zwischen den Ventrikeln ist behindert (Hydrocephalus occlusivus) oder aber die Liquorproduktion ist vermehrt, z. B. durch entzündliche toxische oder tumoröse Reize.

Der zweite Entstehungsmechanismus beruht auf einer primären Hirnatrophie mit kompensatorischer Erweiterung der Liquorräume (Hydrocephalus e vacuo), z. B. bei oder nach frühkindlichen Hirnschäden, Hirnentzündung (Encephalitis) oder Hirnabszeß.

Nur die Wasserköpfe infolge einer Störung der Liquorzirkulation führen zu einer Steigerung des Gehirninnendrucks mit entsprechenden neurologischen Ausfallserscheinungen (Spastik, Nystagmus und Schwachsinn beim Kleinkind).

Beim älteren Kind führt der chronische Hirndruck zu einer Optikusatrophie (Degeneration des Sehnervs), spastischen Lähmungen, Ataxie (Gangunsicherheit) und Krampfanfällen. Eine akute Erhöhung des Hirndrucks kann unter Erbrechen, Krämpfen und zentraler Atemnot-Kreislauflähmung zum Tode führen.

Man gebe CP 3×, sehr nützlich ist auch die Gabe von Zincum metallicum D 30 zweimal täglich. Nach den ersten Gaben kann es gelegentlich zu Erbrechen kommen, das jedoch nicht weiter von Bedeutung ist.

Wechselbeschwerden
Generell gebe man während der Wechseljahre eine Mischung aus FP 12×, KM 3×, KP 3×, NP 3× und NM 3×. Oft bewährt sich auch Cimicifuga D 30, dreimal täglich.

Wehen (s. auch Schwangerschaft, Geburtserleichterung)
Um eine schmerzfreie und leichte Kindsgeburt zu bewerkstelligen, gebe man bei Beginn der Wehen CF 3×. Versagt dies, gebe man eine Mischung aus CF 3×, CP 3×, KP 3× und MP 3×. Diese Mischung bewahrt oftmals vor einem Kaiserschnitt. Während der gesamten Schwangerschaft gebe man KP 3×, 2 oder 3× täglich.

Weißfluß (Fluor albus)
Im Gegensatz zu den anderen gynäkologischen Ausflüssen (siehe diese) wird hier eine rein quantitative Steigerung des normalen genitalen Ausflusses verstanden.

Man gebe zunächst Alumina D 200, eine Tablette wöchentlich, insgesamt 3-4 Dosen. Kommt es zu keiner Besserung, gebe man eine Mischung aus CP 12×, KM 12×, KP 12×, KS 12×, NM 12×, NP 12×, NS 12× und S 12× zweimal täglich über ein bis zwei Wochen. Versagt auch dieses, gebe man eine Mischung aus CF 12×, CS 12×, FP 12× und MP 12×.

Bewährt hat sich auch die Gabe von Aluminium D 6, täglich einen Tropfen in etwa einem Zentiliter Wasser, über 7-8 Tage. Bringt dies dann keine Besserung, versuche man Pulsatilla D 30, dreimal täglich eine Tablette über etwa 6 Wochen. Dann Sepia D 30 dreimal täglich über 6 Wochen und schließlich Natrium muriaticum D 30, jeweils um 9, 16 und 21 Uhr. Ist der Ausfluß sehr stark, gebe man Carbo animalis D 30, zweimal täglich eine Tablette.

Weißhäutigkeit (Vitiligo)
Eine Vitiligo geht mit weißen pigmentfreien, langsam größer werdenden Flecken mit hyperpigmentiertem Rand einher. Die Flecke sitzen meistens im Ano-Genitalbereich, aber auch im Bereich der Hände und des Gesichts. Die Ursache ist unbekannt. Man vermutet eine Hemmung der Melaninsynthese, vermutlich auf der Basis einer Autoimmunerkrankung. Vitiligo kommt vermehrt vor bei Diabetes mellitus und bei Über- oder Unterfunktion der Schilddrüse sowie bei Unterfunktion der Nebenschilddrüse.

Bei diesen ausgeprägten Pigmentstörungen der Haut gebe man zunächst dreimal täglich intern NM 3×, NM 3× Pulver sollte zusätzlich 2-3× täglich in die befallenen Hautstellen eingerieben werden. Stellt sich keine Besserung ein, füge man CP 3× dem NM 3× hinzu.

Ebenfalls bewährt hat sich Arsenum sulfuratum D 6 1×, dreimal täglich und auch Bacillinum D 1000, eine Gabe alle drei Wochen. Stellt sich dann innerhalb von 2 Monaten keine Besserung ein, gebe man eine Mischung aus CP 3× und NM 3× oral und reibe das Pulver in die befallenen Hautstellen ein.

Weitsichtigkeit (Hypermetropie, Presbyopie)
Bei der Hpyermetropie werden parallel laufende Strahlen erst hinter der Netzhaut vereinigt.
Als Ursache kommen in Frage:

Einmal ein Kurzbau des Auges, zweitens eine entsprechende Veränderung der brechenden Medien, insbesondere des Kammerwassers. Die zweite Ursache ist die seltenere.

Bei der Presbyopie, der sogenannten Alters-Weitsichtigkeit, ist das Nahesehen infolge des Elastizitätsverlustes der Linse und Nachlassens der Akkommodation erschwert. Der sogenannte Nahpunkt rückt immer mehr in die Ferne.

Die hier angegebene Rezeptur eignet sich in erster Linie für die Hypermetropie.

Man gebe täglich CF 200×, kommt es danach zu keiner Besserung, gebe man einmal wöchentlich gegen Sonnenuntergang eine Tablette NM 200×.

Wespenstich (s. auch Bienenstich)
Man gebe einen Tropfen Wasser auf den Einstich und reibe in diese Stelle NM 3× ein. Dazu nehme man NM 3× intern.

„Wildes Fleisch“ (überschießende Wundgranulation)
Man gebe KM 3×, 4× täglich über eine Woche und danach S 12× zweimal täglich.

Windpocken (Varizellen)
Windpocken sind eine Viruskrankheit mit dem Varicella-Zoster-Virus. Die Inkubationszeit beträgt 14-17 Tage.

Die Krankheit beginnt oft mit leichtem Fieber, einen Tag später treten linsengroße, rote Flecken auf, die sich in Papeln und dann oft in zentral gedellte Bläschen und später in Pusteln umwandeln. Diese sind nach ein bis zwei Tagen mit gelbbräunlichen Krusten bedeckt. Der schubweise auftretende, zuweilen juckende Ausschlag zeigt keine Einheitlichkeit – alle eben beschriebenen Stadien kommen gleichzeitig vor. Der Ausschlag findet sich auf Körperstamm, Gesicht, Kopf und Mundschleimhaut. Die Krankheit verläuft in der Regel gutartig. Wie bei allen Viruskrankheiten kann es jedoch zu Beteiligungen des zentralen Nervensystems kommen.

Mischung aus FP 12×, KM 3×, KP 3×, CP 3×, KS 3×, NM 3×, NS 3× und S 12×. Sehr wirkungsvoll ist eine Gabe Pulsatilla, D 6 oder D 30, zweimal täglich. Zur Vorbeugung gebe man eine Tablette täglich.

Wucherungen (Polypen)
Bei Wucherungen (Polypen = adenoide Vegetation) im Nasen-Rachen-Raum gebe man S 6×, dreimal täglich über eine Woche. Kommt es zu keiner Besserung, gebe man eine Mischung aus CF 3×, CP 3× oder 12×, KM 3×, KS 3× und S 6×. Nach einigen Tagen S 12× anstelle von S 6×. Man beginne die Behandlung mit MP 3×. Stellt sich keine Besserung ein, gebe man MP 6×, dann MP 12× und schließlich MP 30×, zusammen mit CP 3×, KP 3× und MP 3×. Stellt sich innerhalb weniger Stunden keine Besserung ein, gebe man CP 3× oder 12×, FP 12×, KM 3×, KP 3×, KS 3×, MP 3×, NM 3×, NP 3×, NS 3×, und S 12×. In etwa 30 ccm heißem Wasser wird diese Mischung gelöst. Diese Mischung verabreiche man alle 5 oder 10 Minuten bis Besserung eintritt, dann vergrößert man die Einnahmeintervalle. Man kann diese Medizin auch in Öl auflösen und das Öl in den Körper einmassieren. Zu Beginn der Behandlung hat sich die Gabe von Cicuta virosa D1000 bewährt.

Wunden (s. auch Verletzungen)
Man gebe eine Mischung aus CS 3×, FP 12×, KP 3×, NP 3× und S 12×.

Wundrose (Erysipel)
Wundrose ist eine entzündliche Erkrankung der Haut und des Unterhautzellgewebes. Erreger sind meist Streptokokken. Voraussetzung für den Ausbruch der Erkrankung ist eine vorhergehende Sensibilisierung der Haut gegenüber diesen Infektionserregern.

Die Eintrittspforte für die Krankheitserreger sind Hautwunden (Beingeschwüre, Fußpilz, Einrisse an den Nasenlöchern usw.) Die Inkubationszeit dauert wenige Stunden bis zwei Tage.

Die Krankheit beginnt mit Schüttelfrost und hohem Fieber. Es kommt zu einer scharf begrenzten schmerzhaften, geröteten Schwellung mit flammenförmigen Ausläufern auf der Haut, auf der oft auch Bläschen und Blasen zu finden sind.

Zu den Komplikationen gehört bei wiederholten Krankheitsverläufen eine Verlegung der Lymphbahn mit der Ausbildung einer Elefantiasis. Davon sind meistens die Beine, jedoch auch Lippen oder Penis betroffen. Beim Befall des Kehlkopfes kann es zu einem Anschwellen des Kehldeckels mit Erstickungsgefahr kommen. Bei Befall der Augenlider kommt es gelegentlich zu einer Weiterleitung in die Hirnvenen mit Thrombosierung (Sinus-Thrombose).

Mischung aus FP 12×, KM 3×, KS 3×, NP 3× und NS 3×. Im Falle des Versagens füge man der Mischung CF 3× und S 12× hinzu.

Würmer
Vier mal täglich über zwei Wochen NP 3× oder 12× oder eine Mischung aus CF 3×, CP 3×, bzw. CP 12×, FP 12×, KM 3×, KP 3×, NP 3×, NM 3×, NS 3× und S 12×. Sollte das versagen, gebe man über 2 Wochen zweimal täglich Cina D 30. Bringt auch das keine Besserung, gebe man Teucrium D 12, 10 Tropfen in 2 Schnapsgläsern Wasser und nehme davon 4× täglich einen Teelöffel voll. Auch Stannum D 30, zweimal täglich 1 Tablette hat sich bewährt.

Zähneknirschen
NP 3×.

Zähne (hitze- und kälteempfindlich)
Mischung aus CP 3× oder 12×, CS 3×, FP 12×, KP 3×, NM 3×, und S 12×; sollte diese Mischung versagen, gebe man eine Mischung aus CF 3×, KM 3×, KS 3×, MP 3× und NS 3×.

Zähne (locker und wackelnd)
Mischung aus CF 3×, CP 3× oder 12×, KP 3×, NM 3× und S 12×.

Zähne (schadhaft)
Mischung aus CF 3×, CP 3× oder 12×, KP 3×, NM 3× und S 12×.

Zahnen
Mischung aus CF 3× und CP 3×. Sollte das versagen, Mischung aus CF 3×, CP 3×, FP 12×, MP 3× und NM 3×. Schreit das Kind beim Zahnen sehr, gebe man in kurzen Abständen Chamomilla D6, jeweils eine Tablette.

Zahnfleisch (geschwollen)
Mischung aus CP 3× oder 12×, KP 3×, KS 3×, NM 3× und NS 3×. Sollte das versagen, Mischung aus FP 12×, KM 3×, NP 3× und S 12×.

Zahnfleischbluten
KP 3× oder eine Mischung aus CS 3×, KP 3× und NM 3×.

Zahnfleischentzündung
Man gebe dreimal täglich für ein oder zwei Wochen S 12× in Wasser gelöst. Danach 4× täglich eine Mischung aus CS 6× und NM 3×, viermal täglich über ungefähr eine Woche. Anschließend gebe man zweimal wöchentlich S 200×.

Zahnfleischgeschwür
Mischung aus CF 3×, CP 3× oder 12×, CS 3×, FP 12×, KP 3×, KS 3×, MP 3×, NM 3×, NP 3×, NS 3× und S 12×. Sollte das versagen, KM 3×.

Zahnpflege:
Ein gutes Zahnputzpulver läßt sich einfach selbst herstellen, indem man Schlemmkreide mit jeweils einer Messerspitze aller 12 biochemischen Medizinen vermischt: FP und Silicea sollten in der 12× Potenz, die übrigen in der 3× Potenz verwendet werden.

Zahnschmerz
Mischung aus CF 3×, CP 3× oder 12×, FP 12×, KM 3×, KP 3×, KS 3×, MP 3×, NM 3×, NS 3× und S 12×. Sollte das versagen, Mischung aus CS 3× und NP 3×.

Zerrungen
Mischung aus FP 12× und KM 3×. Stellt sich keine Erleichterung ein, Mischung aus CF 3×, CS 3×, FP 12×, KM 3×, NM 3×, NP 3× und S 12×. Diese Mischung kann auch lokal mit etwas Öl oder Vaseline gemischt aufgetragen werden.

Sollte das versagen, gebe man dreimal täglich Ruta D30, Rhus toxicodendron D30 oder Arnica D30.

Zittern
Zweimal täglich um 7 Uhr morgens und um 16 Uhr nachmittags eine Mischung aus CP 3× oder 12×, KM 3×, KP 3×, MP 3×, NM 3×, NP 3×, NS 3× und S 12×. Auch sehr nützlich ist Zincum metallicum D30, eine Tablette zweimal täglich um 8 Uhr und um 16 Uhr.

Zuckerkrankheit (Diabetes mellitus)
Zuckerkrankheit ist eine Stoffwechselkrankheit, die durch absoluten bzw. relativen Insulinmangel verursacht ist.

Vermutlich handelt es sich um ein erbliches Leiden, zu dessen Ausbruch jedoch auch andere Faktoren (z. B. Überernährung) hinzukommen müssen.

Infolge des Insulinmangels kommt es zu einer Blutzuckererhöhung, die wiederum zu einer Zuckerausscheidung im Urin,

Durst, großen Harnmengen, Gewichtsabnahme trotz gesteigerter Nahrungsaufnahme, Mattigkeit, Kraftlosigkeit, Neigung zu Infektionen der Haut und des Unterhautzellgewebes, Potenz- und Menstruationsstörungen und zu einer schlechten Wundheilung führt. Die Infektionsanfälligkeit ist gesteigert.

Zu den Spätkomplikationen gehören degenerative Erkrankungen der Netzhaut, der Niere sowie des zentralen, autonomen und peripheren Nervensystems, Erkrankungen der Gelenke, Blaseninnervation und der Potenz. Eine Arteriosklerose verläuft bei Diabetikern schwerer und beginnt früher.

NS 6× und MP 6× viermal täglich über 7-10 Tage. Sollte das versagen, Mischung aus NP 3×, und NS 3×, ebenfalls für 7-10 Tage.

Sollte auch das versagen, Mischung aus NP 6× und NS 6×. Bringt auch das keine Besserung, Mischung aus CP 3× oder 12×, FP 12×, KM 3×, KP 3×, MP 3×, NM 3×, NP 3×, NS 3× und S 12×. Bringt auch dies keine Besserung, Mischung aus CF 3×, CS 3× und KS 3×. Ebenfalls nützlich sind Acidum lacticum D30, Acidum phosph. D30 und Carbo animalis D30. Man gebe davon zweimal täglich eine Tablette zum Wochenbeginn. Bringt das erste Medikament keine Besserung, gehe man zum nächsten über und so weiter.

Zwergwuchs

Es handelt sich dabei um eine krankhafte Verminderung des Längenwachstums. Die Ursachen sind vielfältig. Man unterscheidet

1. familiären Minderwuchs
2. konstitutionelle Entwicklungsverzögerungen
3. intrauterinen Zwergwuchs
4. Zwergwuchs infolge von Chromosomenstörungen (Turner-Syndrom, Down-Syndrom)
5. durch Umweltbedingungen, z. B. Mangelernährung bedingten Zwergwuchs
6. endokrinen Zwergwuchs, z. B. infolge einer Unterfunktion des Hypophysenvorderlappens
7. Zwergwuchs infolge nicht endokrin bedingter Stoffwechselstörungen und

8. Zwergwuchs infolge von Skeletterkrankungen.

Die Prognose richtet sich nach den Ursachen des Minderwuchses.

Barium carbonicum D200 alle zwei Wochen eine Tablette.

Zwölffingerdarmgeschwür

siehe unter Geschwüre.

Zysten

Zysten sind ein- oder mehrkammerige, durch eine Kapsel abgeschlossene sackartige Geschwülste, mit dünn- oder dickflüssigem Inhalt. Man unterscheidet echte Zysten von Pseudozysten.

Die echten Zysten werden eingeteilt in Exsudations- und Extravasationszysten (z. B. Blut- und Lymphzysten) und zweitens Retentionszysten. Das sind Zysten infolge einer Abflußbehinderung von flüssigkeitserzeugenden oder flüssigkeitenthaltenden Hohlräumen.

Pseudozysten entstehen erstens durch Erweichung von Geweben und zweitens als parasitäre Zysten bei Abkapselung eines Befalls mit Parasiten, wie z. B. Amöben, Echinokokken oder Zystizerken.

Mischung aus CF 3×, CP 3× oder 12×, CS 3×, NM 3× und S 12×.

Die Benutzung des Repertoriums

Im Krankheitsverzeichnis sind selbstverständlich nicht alle existierenden Krankheiten aufgeführt. Es kann auch sein, daß einmal eine Erkrankung einen untypischen Verlauf zeigt und man gezwungen ist, eine eigene Mischung von Schüßlersalzen zusammenzustellen. Zu diesem Zweck bedient man sich des Repertoriums. Das Repertorium ist ein Symptomenverzeichnis mit der Angabe des oder der Schüßler-Salze, die dieses Symptom abdecken.

Wie in der Homöopathie üblich, ist es nach dem „Kopf-Fuß-Schema" geordnet. Gegenüber einem alphabetischen Symptomenverzeichnis hat das den Vorteil, daß man bei der Zusammenstellung der Symptomatik einer Erkrankung gezwungen ist, nach einem logischen Schema vorzugehen. Auch ist die Gefahr, ein Symptom zu vergessen, weitaus geringer.

Folgendes Vorgehen hat sich bewährt:
Man schreibt sich alle Krankheitszeichen und Symptome nach dem „Kopf-Fuß-Schema" auf. Dann schlägt man im Repertorium unter den entsprechenden Rubriken nach und schreibt sich hinter jedes Krankheitszeichen oder Symptom das oder die in Frage kommenden Schüßler-Salze. Man beachte dabei die in der Einleitung angegebenen allgemeinen Therapieregeln. Man erhält so eine Mischung, die die für den jeweiligen Patienten in seiner individuellen Situation notwendige Mischung von Schüßler-Salzen enthält.

Die Dosierung ist die gleiche wie auf Seite 18 angegeben.

Repertorium

Gemüt
Angst um die Zukunft, CP
Einsamkeit, Verlangen nach, CP
Gedächtnisschwäche, Gedächtnisverlust, CP, KP, MP
Heimweh, KP
Hoffnunglosigkeit, NM
Kinder mürrisch, verdrießlich, CP
Kinder reizbar, KP
Kinder weinen, KP
Kinder weinen im Schlaf, KP, NP
Konzentrationsmangel, CP, KP
Langsamkeit, Rückständigkeit, KP
Melancholie, KP, NM
Mutlosigkeit, NP
Niedergeschlagenheit, CP, KP, NM
Ohnmacht, KP
Reizbarkeit, KP
Schlaflosigkeit, KP
Schüchternheit, KP
Schwindel, FP, KP
Stupor, NM
Verwirrtheit, KP
Verzagtheit, NM
Überanstrengung, geistige, KP
Wahnideen, KP, MP
Weinerlich, NM

Kopf
Ausschläge, Bläschen, NM
Ausschläge mit gelber, dünner Absonderung, KS
Haar, Haarausfall, KP, S

Haar, Verlust des Haares, CP
Krustengelb, CS
Kopfschmerz, besser durch freudige Erregung, KP
Kopfschmerz, besser durch leichte Bewegung, KP
Kopfschmerz, besser durch Wärme, MP
Kopfschmerz durch geistige Anstrengung, KP
Kopfschmerz durch Leberbeschwerden, KM
Kopfschmerz durch Schlaflosigkeit, KP
Kopfschmerz, gallig, NS
Kopfschmerz mit bitterem Geschmack im Mund, NS
Kopfschmerz mit dickem, weißem Zungenbelag, KM
Kopfschmerz mit Erbrechen von unverdauter Nahrung, NP, FP
Kopfschmerz mit galligem Durchfall, NS
Kopfschmerz mit Gesichtsröte, FP
Kopfschmerz mit Kräfteverlust, CP, KP
Kopfschmerz mit Magenschmerzen, NP
Kopfschmerz mit Müdigkeit, KP
Kopfschmerz mit Ohrengeräuschen, KP, FP, S
Kopfschmerz mit Reizbarkeit, KP
Kopfschmerz mit saurem Erbrechen, NP
Kopfschmerz mit Schläfrigkeit, NS
Kopfschmerz mit Schwindel, NS
Kopfschmerz mit Tränenfluß, NM
Kopfschmerz mit Verstopfung, KM, NM
Kopfschmerz mit Verwirrtheit, KP
Kopfschmerz mit Völlegefühl im Kopf, NS
Kopfschmerz oberhalb der Augen, FP
Kopfschmerz unterhalb des Gehirns, NS
Kopfschmerz, Hinterkopf, MP
Kopfschmerz in den Schläfen, FP, NP
Kopfschmerz, neuralgisch, KP, MP
Kopfschmerz, krampfartig, MP
Kopfschmerz, pochend, FP
Kopfschmerzen scharf, MP
Kopfschmerz, verschlimmert durch Kälte, MP
Kopfschweiß bei Kindern, CP
Kopfzittern, MP
Schädeldecke dünn und weich, CP

Schuppen, KS, NM
Schwindel, CP
Schwindel durch Schwäche, KP
Schwindel durch Überschuß von Galle mit bitterem Geschmack im Mund, sowie mit grauem oder grünlichbraunem Belag auf der Zunge, NS
Schwindelgefühl, KP
sinkt herab, CP
Wackeln des Kopfes, KP, MP

Augen
Absonderung dick-gelb, CS
Absonderung dick-grün, KS
Absonderung dick-weiß, NM
Absonderung goldgelb, NP
Blasen auf dem Augapfel, NM
Brennen der Augenlider, NS
Enge Pupillen, MP
Erweiterte Pupillen, KP
Entzündung, FP
Farbensehen, MP
Funken vor den Augen, MP
Gerstenkörner, S
Granulation auf den Augenlidern, FP, KM
Herabsinken der Augenlider, KP, MP
Krämpfe der Augenlider, CP, MP
Lichtscheu, CP, FP
Lider verklebt, NP, S
Neuralgische Schmerzen, CP, MP, NM
Röte, FP, NM
Schielen, CP, MP
Schielen infolge von Wurminfektionen, MP
Schmerzen in den Augen, FP
Schwarze Flecken vor den Augen, KP
Stieren, KP
Tränenfluß, NM
Trübes Sehen infolge Schwäche der Augennerven, KP
Verschwommenes Sehen, CF

Wundheitsgefühl der Augen, KM
Zuckung der Lider, CP, MP

Ohren
Absonderung dick-gelb, vermischt mit Blut, CS, KP
Absonderung dick-weiß, KM
Absonderung faulig riechend, KP
Entzündung, FP
Furunkel um die Ohren, S
Katarrh, FP, KS
Krachende Ohrgeräusche, KM
Ohrengeräusche, FP, KP, S
Ohrengeräusche, klopfend, S
Ohrensausen und Ohrenklingen, MP
Ohrenschmerzen, CP, FP, MP, KP
Ohrenschmerzen, gebessert durch Hitze, MP
Ohrenschmerzen, krampfend, MP
Ohrenschmerzen mit Entzündung der Ohrspeicheldrüse oder anderen Drüsenanschwellungen, FP, KP
Ohrenschmerzen verschlimmert durch Kälte, MP
Ohrensummen, NM
Schneidende Schmerzen in den Ohren, KS
Schuppiger Ausschlag in den Ohren, KS, NP
Stechen in den Ohren, NM
Taubheit (teilweise oder vollständig) CS, FP, KM, KS, S

Nase
Absonderung dick-weiß, KM
Absonderung grünlich-gelb, KS
Absonderung übelriechend, KP, S
Absonderung wäßrig, NM
Brennen in der Nase, NS
Erkältlichkeit, CP, FP
Erkältung, CS, FP, KS, NP
Erkältung 1. Stadium, FP
Fließschnupfen, NM
Furunkel an den Nasenrändern, S

Geruchsverlust, MP
Jucken der Nase, NP
Jucken der Nase und Röte der Nasenspitze, S
Juckreiz an den Nasenrändern, S
Katarrh der Nase, CP, FP, KS
Krusten in der Nase, KM
Nasenbluten, FP, KP, NM
Schniefen, NM, S
Schnupfen chronisch, KS, S
Schnupfen mit übelriechender Absonderung, KP
Schnupfen mit weißer Absonderung, KM
Schnupfen trocken, KM, NM
Trockenheit der Nase mit Schuppen, NM, S
verstopft, KM

Gesicht
Anämisch, CP
Ausschläge im Gesicht, S
Blässe, CP, FP, KP
Entzündung der Haarbälge des Bartes, CS
Flecken, NP
Gelbsucht, NS
Geschwollen, NP
Harte Schwellungen im Gesicht, CF
Hitze im Gesicht, FP
Knötchen im Gesicht, CS
Neuralgie, MP, KP, KS
Neuralgie mit krampfartigen Schmerzen, MP
Neuralgie mit Tränen, MN
Pickel, CS, CP
Risse der Lippen, CF
Röte, FP
Gesichtsschmerzen, blitzartig einschießend, MP
Gesichtsschmerzen mit Pusteln im Gesicht, S
Gesichtsschmerzen mit schneidendem Schmerz, MP
Gesichtsschmerzen durch Schwellung der Wangen, KM
Gesichtsschmerzen durch Verstopfung, NM
Gesichtsschmerzen zermalmend, CP, MP

Schmerzhafte Schwellung der Wangen, KM
Schwellung, CS
Ziehende Schmerzen, CP, FP

Mund

Atemgeruch übel, KP
Aufgesprungene Lippen, CF
Cremiger Belag auf den Lippen, NP
Drüsen und Gaumen geschwollen, FP, KM
Gefühl rohes, KM
Geschmack bitter, NS
Geschmack salzig, NM
Geschmack sauer, NP
Geschmack schlecht, KP, NS
Geschmack schlecht am Morgen, CP
Harte Schwellung der Knochen, CF
Speichelfluß vermehrt, NM
Stottern, MP
Trockenheit der Lippen, KP
Trockenheit der Zunge, KM
Zucken der Zunge im Mund und Zucken der Lippen, MP
Zunge, dicker, weißer Belag auf der, KM
Zunge, gelber Belag auf der, KS
Zunge, gold-gelber Belag auf der, NP
Zunge, Bläschen auf der, CP, NM
Zunge, entzündet, FP, KM
Zunge, gesprungen, CF
Zunge, geschwürig, S
Zunge, glatt und rot, FP
Zunge, chronische Schwellung, CF
Zunge, steif, CP
Zunge, schmutzig grün-grau, NS
Zunge, taub, CP
Zunge, verhärtet, CF, S

Zähne und Gaumen

Bläschen am Gaumen, S

Bläschen am Gaumen, bevor sich Eiter bildet, KM
Durchfall während des Zahnens, NP
Empfindlichkeit gegen Berührung, MP
Empfindlichkeit gegen kalten Luftzug, MP
Zahnfleisch blass, CP
Zahnfleisch blutet leicht, KP
Geschwüre mit Anschwellen des Zahnfleisches und der Zähne, CS
Geschwüre der Zahnwurzeln, CS
Krämpfe während der Zahnung, MP
Neuralgie des Zahnfleisches, NM
Zähne, lose, CF
Zähneklappern bei Nervosität, KP
Zähneknirschen während des Schlafes, NP
Zahnschmelz, brüchig, rauh oder dünn, CF
Zahnschmerzen, besser an frischer Luft, KS
Zahnschmerzen, besser durch Hitze und heiße Anwendungen, MP
Zahnschmerzen, besser durch kalte Anwendungen, FP
Zahnschmerzen, neuralgisch, MP, KP
Zahnschmerzen mit Schwellung des Zahnfleisches und des Gesichts, FP, KM
Zahnschmerzen mit vermehrtem Speichel- und Tränenfluß, NM
Zahnschmerzen, scharf und krampfend, MP
Zahnschmerzen, schlechter bei Aufenthalt in warmen Räumen, KS
Zahnschmerzen, schlechter durch Hitze, FP
Zahnen verzögert, CP
Zähne verfault, CF, NP

Hals
Brennen, CP
Durst bei trockenem Mund, CP
Entzündung, trocken-rot, FP
Erstickungs- und Schwellungsgefühl, MP
Gefühl wie roh, NP
Gefühl des Zusammenschnürens, MP

Geschwürig, FP, KM, S
Grau-weiße Flecken im Hals, KM
Heiserkeit, CP
Katarrh mit dick-weißer Absonderung, KM
Katarrh mit wäßriger Absonderung, NM
Kehlkopfkrampf, MP
Kehlkopf, Wundheit und Brennen, CP
Kitzelhusten, MP
Kitzelhusten mit Verschluß der Luftröhre, MP
Kloßgefühl, NS
Klumpengefühl im Kehlkopf, MP
Kratzen beim Sprechen, CP
Mandeln, gelb belegt, NP
Mandeln, weiß oder grau-weiß belegt, KM
Mandelentzündung, Tonsillitis, CP, FP, KM, NP
Rachen, Wundheitsgefühl und Brennen, CP
Rauher Hals, FP, KM
Schmerzen in den Lymphknoten, CP
Schmerzhaftigkeit beim Schlucken, CP
Stechen im Kehlkopf, NS
Verlust der Stimme, allgemein, KM
Verlust der Stimme durch Überanstrengung, FP
Wundheitsgefühl, NP, NM
Wundheitsgefühl bei Sängern und Rednern, FP
Wundheitsgefühl mit wäßriger Absonderung, NM

Magen

Abneigung gegen warme Getränke, KS
Appetit anormal, CP
Appetit nicht zu befriedigen, KP
Beschwerden mit saurem Aufstoßen, NP
Beschwerden durch übermäßigen Speichelfluß, NM
Besserung durch kalte Getränke, FP
Blähsucht mit Mißempfindungen der Herzgegend, KP, NP
Brenngefühl in der Herzgegend, CP, FP, NP, S
Blähungen bei Leberträgheit, KM, NS
Blähungsgefühl, CP
Druckgefühl in der Magengrube, KS

Druckempfindlichkeit, FP
Durstlosigkeit, KP
Durst, vermehrt, NM
Dyspepsie mit pochenden Schmerzen, FP
Dyspepsie mit saurem Aufstoßen, NP
Dyspepsie mit Schmerzen, nach dem Essen übermäßige Speichelbildung, NM
Dyspepsie mit weißem Belag auf der Zunge, KM
Empfindlichkeit gegen Berührung, CP
Erbrechen dick-weiß, KM
Erbrechen Galle, NS
Erbrechen von geronnenem Blut, FP, KM
Erbrechen grünlich, NS
Erbrechen von hellrotem Blut, FP
Erbrechen nach dem Essen, FP
Erbrechen nach kalten Getränken, CP
Erbrechen am Morgen, NP
Erbrechen sauer, NP
Erbrechen von saurer Milch, CP, NP
Erbrechen von tiefbraunem Blut, NP
Erbrechen von unverdauten Speisen, CF, FP
Erbrechen wäßrig, NM
Gallenproduktion, übermäßig, NS
Hungrig nach dem Essen, KP
Katarrh (Gastritis) mit gelber Zunge, KS
Kinder erbrechen beim Stillen, CP, FP, S
Kinder verlangen dauerhafter zu saugen, CP
Kopfschmerzen durch Magenbeschwerden, NS
Leeregefühl im Magen, CP
Magenschwindel, NS
Rülpsen mit Geschmack von Nahrungsmitteln, FP
Rülpsen, sauer, NP
Saures Aufstoßen und Erbrechen, NP
Schmerzen brennen, CP, FP, KM
Schmerzen im Magen bei Durchfall, FP
Schmerzen im Magen mit Erleichterung durch Rülpsen, CP
Schmerzen im Magen nach dem Essen, CP, NM
Schmerzen im Magen mit Frösteln, FP
Schmerzen im Magen, neuralgisch, MP

Schmerzen im Magen, krampfartig, MP
Schmerzen im Magen, schlechter durch Essen, CP
Schmerzen im Magen, durch übermäßige Säureproduktion, NP
Schmerzen im Magen mit Schwäche und Erschöpfung, KP
Schmerzen im Magen bei Verstopfung, KM
Schmerzen im Magen bei Wurmbefall, NP
Schluckauf, MP
Schweregefühl im Magen, CP
Stuhl, gallig-grün, NS
Übelkeit bei Schmerzen unter dem rechten Schulterblatt, KM
Übelkeit mit saurem Erbrechen oder Aufstoßen, NP
Übelkeit mit Leeregefühl im Magen, KP
Übelkeit nach den Mahlzeiten, NM
Unwohlsein bei Anstieg der Temperatur, KS
Unwohlsein in der Herzgegend, KP
Unwohlsein bei Leberschmerzen, NS
Unwohlsein bei gastrischen Kopfschmerzen, NS
Unwohlsein durch vermehrten Speichelfluß, NM
Verdauungsgefühl mit wäßrigem Erbrechen und salzigem Geschmack, NM
Verdauungsgefühl mit weißlichem Erbrechen, KM
Verdauungsstörungen bei übermäßiger Speichelbildung und saurem Geschmack im Mund, NM
Verdauungstörungen mit Druckgefühl, KS
Verdauungsstörungen mit Kolik, MP
Verlangen nach Salzigem, NM
Verschlimmerung durch fettes Essen, KM
Verschlimmerung durch Gebäck, KM
Verschlimmerung durch kalte Getränke, CP, MP
Verschlimmerung durch saure Getränke, MP
Verstopfung, NM
Völlegefühl im Magen, KS
Durchsichtiger Belag auf der Zunge, NM
Gelber, rahmiger Belag auf der Zunge, NP

Abdomen
angeschwollen, KM

Anus, Juckreiz, CF, NP
Anus, Risse und Fissuren, CP
Anus, Schmerzen, KM
Anus, zerrissenes Gefühl nach dem Stuhlgang, NM
Aufstoßen, MP
Berührungsempfindlich, KM
Blähungen, verhockt, NP, NS
Blähsucht, KS, MP
Därme, Brennen in den, S
Därme, Wundheitsgefühl, FP
Durchfall im Alter, NS
eingesunken, CP
Empfindlich gegen Kälte, KS
Entzündung mit Fieber, FP
Erbrechen wie Quark, NP
Erschlafft, MP, NM
Galleerbrechen, NS
Galliger Stuhl, NS
Kinder schreien, wenn sie Muttermilch saugen, CP
Kolik in den Därmen, MP
Kolik bei Kindern, MP
Kolik durch plötzlichen Wechsel von heiß und kalt, KS
Leber, empfindlich, NS
Leber, Schmerzen, KM
Leber, Schmerzen scharf, NS
Leber, träge, KM
Rektum, brennende Schmerzen, NM
Rückenschmerzen, CF
Schmerzen mit Blähungen, KP
Schmerzen, krampfhaft, MP
Schmerzen im Rektum, MP
Schmerzen, besser durch Reiben, MP
Schmerzen, besser durch Druck, MP
Schmerzen, besser durch Wärme, MP
Schmerzen, neuralgisch, MP
Schmerzen, neuralgisch Rektum, CP
Schmerzen unter dem rechten Schulterblatt, KM
Schneidende Schmerzen, FP, MP, NP
Sodbrennen, FP

Stuhldrang häufig, aber ineffektiv, CP, KP, MP
Stuhldrang ständig, KM
Trägheit (Unfähigkeit, den Stuhl auszupressen), CF
Verstopfung – siehe Stuhl

Stuhl
Blähungen mit Abgang von grünem, sauer riechenden Stuhl, MP
Diarrhöe, sauer mit Anstrengung und Pressen, NP
Diarrhöe mit kolikartigen Bauchschmerzen, NM
Diarrhöe nach fettem Essen, KM
Diarrhöe bei Kindern mit grünem, sauer riechendem Stuhl, NP
Diarrhöe bei Stundenten mit Kopfschmerzen, CP
Diarrhöe, erschöpfend mit faulig riechendem Stuhl, KP
Diarrhöe mit grünem, galligen Stuhl und Erbrechen von Galle, NS
Diarrhöe mit lehmfarbigen, schleimigen Stühlen, KM
Diarrhöe, wechselnd mit Verstopfung, NM
Diarrhöe wie Wasser, NM
Diarrhöe bei zahnenden Kindern, CP
Diarrhöe mit gelbem, eitrigen Stuhl, KS
Durchfall am Morgen bei kaltem, feuchten Wetter, NS
Durchfall, wundmachend, NP
Stuhl heiß, laut und übelriechend, CP
Stuhl trocken, verursacht Einrisse im Mastdarm, NM
Stuhl weich mit wäßrigen Abgängen, NM
Stuhl weich bei alten Menschen, NS
Stuhl, Zurückhalten von, NM
Stuhldrang häufig ohne Entleerung, CP
Stuhlgeruch übel, CP, KP
Verstopfung mit hellfarbigem Stuhl, KM
Verstopfung mit Kopfschmerzen und Tränen, NM
Verstopfung durch Trockenheit der Schleimhäute, KM
Verstopfung mit wäßriger Absonderung aus Mund und Nase, NM

Harnorgane
Bettnässen durch Infektion mit Würmern, NP
Bettnässen bei Kindern, FP, KP, NP
Blase, Entzündung der, CS, FP, KM
Blase, Krämpfe der, FP, KP, KM
brennend, heiß, KP
Durst nach Urinabgang, NM
Harngrieß bei galligen Personen, NS
Harngrieß bei gichtigen Personen, NS
Harngrieß mit Schmerzen beim Urinabgang, MP, NS
Urin, eiweißhaltig, CP, KP
Urin, große Mengen, CP
Urin, hell gefärbt, CP, FP
Urin, dunkel gefärbt infolge von Leberkrankheiten, KM
Urin, scharf, FP
Urin, Schmerzen nach Abgang, FP, NP
Urin, schneidende Schmerzen nach Abgang, NM
Urin, ständiger Harndrang, FP
Urin, Unfähigkeit, den Urin zu halten, KP, FP
Urin, unterdrückt, FP
Urin, wäßrig, FP, KM
Urin, Ziegelmehl im Sediment, NS

Männliche Genitalorgane
Aderbruch, (Varikozele), CF, FP
Anschwellen der Hoden, CF, CP
Sehstörungen nach Koitus, KP
Ausfluß, dick-gelb, KS
Ausfluß, eiweißhaltig, CP
Ausfluß von Prostataflüssigkeit, NM
Beule mit Fieber und Schmerzen, FP
Beule im Stadium der Anschuppung, CP
Beule, weich, KM
Gonorrhöe, KM
Gonorrhöe mit blutigem Ausfluß, KP
Gonorrhöe, chronisch mit dick-gelbem Ausfluß, S
Gonorrhöe mit durchsichtigem, schleimigen Ausfluß, NM
Gonorrhöe mit eitrigem Ausfluß, CS

Gonorrhöe mit grünlichem oder gelblichem Ausfluß, KS
Gonorrhöe, erstes entzündliches Stadium, FP
Hodensack, Juckreiz, CP, S
Hodensack, Juckreiz mit viel Schwitzen, CP, S
Hodenentzündung, CP, FP
Hodenentzündung durch unterdrückte Gonorrhoe, CP, KM
Hoden, Schwellung, CP
Hoden, Verhärtung der, CF
Leistenbruch, CF, CP
Masturbation, CP
Prostataanschwellung, CS
Prostatadrüse entzündet, FP
Prostata gereizt, FP
Samenabgang im Traum, NP
Schanker, KP
Sexuelles Verlangen, exzessiv, NM, S
Sexuelles Verlangen, sporadisch, NP
Syphilis, chronisch-entzündliches Stadium, CF, KM, S
Syphilis, entzündliches Stadium, CP
Syphilis, mit Verschlimmerung am Abend, KS
Wasserbruch, CP, NM, NP, S

Weibliche Genitalorgane

Blutstauung des Uterus, KM
Dysmenorrhoe, MP
Dysmenorrhoe, mit Blutandrang oder mit Darmschwierigkeiten, FP
Eierstock-Neuralgie, MP
Koliken, KP, MP
Menses, mit wässrigem Ausfluß, NM
Menses, mit hellrotem Blutfluß, FP
Menses, dünn, wäßrig, NM
Menses, fadig, MP
Menses, mit Gesichtsröte, CP, FP
Menses, zu häufig, CP
Menses, mit Hysterie, KP
Menses, klumpig, KM
Menses, mit Kopfschmerzen, FP, KP, NP

Menses, mit Nervorsität, KP
Menses, reichlich, CF, KM
Menses, mit Rückenschmerzen, CP
Menses, schmerzhaft, MP, CF, KP, NS
Menses, zu spät, KP, KS, NM
Menses, mit Traurigkeit und Weinen, NM
Menses, vermehrt, S
Menses, verspätet, bei jungen Mädchen, NM
Menses, mit Verstopfung, NS, S
Menses, mit Weißfluß, CP, NP
Krämpfe und Weißfluß, MP
Schmerzen im Rücken, CF, CP
Schmerzen in den Schenkeln und Lenden, CF
Schmerzen im Uterus, CP
Weißfluß, ätzend, KP, NM
Weißfluß, blutig, gelblich, CS
Weißfluß, dick-weiß, mild, KM
Weißfluß, dunkelrot oder blutig-schwarz, KP
Weißfluß, gelb, NP
Weißfluß, dünn mit üblem Geruch, KP
Weißfluß, wie Eiweiß, CP, KM
Weißfluß, Geruch sauer, NP
Weißfluß, grünlich, KS
Weißfluß, klumpig, brennend, NM
Weißfluß, sauer, MP
Weißfluß, scharf, NP
Weißfluß, wäßrig, NM
Weißfluß, mit Wundsein und Juckreiz, NP
Zustand nach Kindsgeburt, CF

Atmungsorgane
Atmung kurz, beschleunigt, KP
Auswurf, blut-streifig, FP
Auswurf, dick-gelb-grün, S
Auswurf, dick-weiß, CP, KM
Auswurf, leicht gelb, CF, FS
Auswurf, rahmig, NM
Auswurf, salzig, NM

Auswurf, schwierig, KM, NM
Auswurf, wäßrig, NM
Auswurf, wäßrig, rahmig, NM
Entzündung, FP
Erstickungsgefühl in überheizten Räumen, KS
Heiserkeit, CP, FP, KM
Husten, anfallsweise, MP
Husten, chronisch, CP
Husten, erstickend, KP
Husten, bei schleichendem Fieber, CS
Husten, besser an frischer Luft, KS
Husten, mit Kopfschmerzen, NM
Husten, krampfhaft, MP, KM, KP
Husten, kurz, FP
Husten, laut, KM
Husten, schlechter durch Aufenthalt in warmen Räumen und am Abend, KS
Husten, schmerzhaft, FP
Husten, mit Schmerzen in der Brust, FP, NM
Husten, trocken, FP
Husten, mit weißbelegter Zunge, KM
Husten, mit zähem, dicken, weißen Auswurf, KM
Husten, beim Zahnen, CP
Kälte, FP, KM
Kitzelhusten, CF
Krupp, KM, KS
Magenhusten, KM
Rasseln in der Brust, KM, NM
Schmerzen in der Brust, CP
Verlust der Stimme, KM
Verlust der Stimme durch Lähmung der Stimmorgane, KP
Verschlimmerung in feuchtem, regnerischen Wetter, NS
wäßrige Absonderung von den Lungen, NM
Wundheitsgefühl, FP
Zusammenziehen, KP

Nervensystem

Empfindsamkeit, KP

Gefühlsverlust, MP
Hände, unfreiwillige Bewegungen, MP
Hände, zitternde, MP
Hysterie, MP, KP, NM
Kälte, CP, KP
Kolik, CP, MP
Krampfanfälle, CP, MP
Krampfanfälle bei zahnenden Kindern, CP, FP, MP
Krämpfe, CP, MP
Krämpfe bei Nacht, CP, MP, S
Mattigkeit, NS
Neuralgie, besser bei langsamen Bewegungen, KP
Neuralgie, besser durch angenehme Unterhaltung, KP
Neuralgie, mit Depression, KP
Neuralgie, nach Erkältung, FP
Neuralgie, hartnäckig, S
Neuralgie, mit Ausbreitung in alle Richtungen, KP
Neuralgie, mit kneifenden Schmerzen, KS
Neuralgie, nachts, CP, S
Neuralgie, periodisch, MP, NM
Neuralgie, schlechter, wenn allein, KP
Neuralgie, schlechter durch Licht und Lärm, KP
Neuralgie, schlechter am Morgen, NM
Neuralgie, schlechter bei Nacht, KP
Neuralgie, schlechter bei kaltem Wetter, NM
Neuralgie, mit vermehrtem Speichelfluß, NM
Neuralgie, mit Tränenfluß, NM
Müdigkeitsgefühl, CP, KP, MP
Reizbarkeit, KP
Schmerzen nach Elektroschock, CP, MP
Schreibkrampf, MP
Taubheit, CP
Ungeduld, KP
Unruhige Füße während des Schlafes, NS
Verzagtheit, KP
Wackeln des Kopfes während des Schlafes, MP
Weinerlich, KP, NM
Winden der Hände während des Schlafes, NS
Zähneknirschen, NP

Haut

Zum Ablösen von Schuppen und Platten und zur Ausbildung neuer Haut, KM
Absonderung, blutig, CS
Absonderung, dick, S
Absonderung, dick-gelb-eitrig, S
Absonderung, dick-wäßrig, CP, NM
Absonderung, dick-weiß, KM
Absonderung, eitrig-blutig, CS
Absonderung, gelb-gold, NP
Absonderung, grünlich, KS
Absonderung, reizend, KS, S
Absonderung, wäßrig, KS
Absonderung, weiß-klumpig, CF
Absonderung, weißlich-wäßrig, CP, KM
Abszeß, FP
Ausschläge, mit dicker, weißer Absonderung, KM
Ausschläge, mit wäßriger Absonderung, NM
Ausschläge, herpesartig, NM
Bläschen, farblos, wäßrig, NM
Bläschen mit gelb-wäßrigem Inhalt, NS
Blasen mit klarer Flüssigkeit, NM
Blasen mit reizender, wäßriger Flüssigkeit darin, KP
Entzündung, FP
Entzündung mit gelb-wäßriger Absonderung, NS
Faltig, KP
Faltig, verschrumpelt, KP
Frostbeulen, KP, KM
Gesicht, Pickel, CP
Geschwüre, Fisteln mit Absonderung von dickem, gelben Eiter, CS, S
Haut, wund bei Kindern, NP, NM
Heilhaut, schlechte, S
Hornig, CF
Juckreiz, mit Ausschlägen, CP
Juckreiz, schlechter vom Kratzen, CP, KP
Juckreiz, wie Nesselfieber, CP
Krusten, hart, CF
Krusten, hornig, CF

Nagelgeschwüre, S
Nesselfieber, NM
Pickel, im Bart, CS
Pickel, wie Flohstiche, NP
Pickel, mit Juckreiz, CF
Pusteln, KM, S
Risse in den Handinnenflächen, CF
Schuppen, KS, KM, NS
Schuppen, gelb, CS
Schuppen, ölig, KP
Schuppen, wie Platten, KM, NM
Schwitzen, spärlich, KS
Sommersprossen, CP
Skrofulose, Ausschläge, CP, S
Trockenheit, CP, KS
Trockenheit (exzessive), NM
Ungesund, S
Verbrennungen im Entzündungsstadium, CS
Warzen, KM
Warzen, in der Handinnenfläche, NM
Wunden heilen schlecht, CS
Wundheit, NP
Wunden, vernachlässigt, CS

Fieber
infolge von Aufenthalt in feuchten Gegenden, NM, NS
mit Ausschlägen, KS
Benommenheit, NM
mit Bläschenausschlag, NM
entzündlich, Erststadium, FP
entzündlich, 2. Stadium, KM
Frösteln zu Beginn des Fiebers, FP
Frösteln nervös mit Klappern der Zähne, KP, MP
Frösteln am Rücken, NM
Frösteln entlang der Wirbelsäule, MP, NM
Gallige Fieber, NS
gastrisch, FP, KS
katarrhalisch, FP

mit übelriechendem Fußschweiß, S
mit Gliederzucken, NM
mit Nachtschweiß, S
mit Schüttelfrost, CP, FP
nervös, KP
rheumatisch, FP
während Schlaflosigkeit, KP
Schüttelfrost beginnt um 10 Uhr vormittags, NM
mit Stupor, KP, NP